Guía práctica de las consultas más frecuentes al médico de familia

Sr. Gonzalo Isidro Linares Amezcua
IA GENERATIVE API OPENAI

ISBN: 9798866793457

Sello: Independently published

ÍNDICE

Capítulo 1: Introducción a la medicina familiar y el rol del médico de familia

1.1. Definición de medicina de familia

La medicina de familia es una especialidad médica que se centra en brindar atención integral y continuada a las personas y sus familias, independientemente de su edad, sexo, enfermedad o parte del cuerpo afectada. Esta especialidad se basa en el conocimiento del paciente en el contexto de su familia y comunidad, y en la promoción de la salud y prevención de enfermedades (1).

El médico de familia es el profesional de la salud que se encarga de llevar a cabo esta labor, siendo el primer contacto del paciente con el sistema de salud y el encargado de coordinar su atención con otros especialistas cuando sea necesario. Además, el médico de familia tiene un enfoque holístico, es decir, considera al paciente como un todo, teniendo en cuenta sus aspectos biológicos, psicológicos y sociales (2).

1.2. Importancia de la medicina de familia

La medicina de familia es fundamental en cualquier sistema de salud, ya que permite abordar de manera eficiente y efectiva la mayoría de las necesidades de salud de la población. Algunos de los beneficios de contar con médicos de familia incluyen (3):

- Mejor acceso a la atención médica: al ser el primer contacto del paciente con el sistema de salud, el médico de familia facilita el acceso a la atención médica y garantiza que se brinde de manera oportuna y adecuada.

- Continuidad de la atención: el médico de familia acompaña al paciente a lo largo de su vida, lo que permite establecer una relación de confianza y conocer en profundidad sus necesidades de salud.

- Prevención y promoción de la salud: el médico de familia tiene un papel fundamental en la promoción de estilos de vida saludables y en la prevención de enfermedades, lo que contribuye a mejorar la calidad de vida de las personas y a reducir los costos en el sistema de salud.

- Coordinación de la atención: el médico de familia es el encargado de coordinar la atención del paciente con otros especialistas y servicios de salud, lo que garantiza una atención integral y evita la duplicidad de pruebas y tratamientos.

- Atención centrada en el paciente: el enfoque holístico del médico de familia permite abordar las necesidades de salud del paciente de manera integral, teniendo en cuenta sus aspectos biológicos, psicológicos y sociales.

1.3. Principales funciones del médico de familia

El médico de familia desempeña diversas funciones en el ámbito de la atención primaria de salud, entre las que destacan (4):

1.3.1. Atención clínica

El médico de familia es el encargado de atender a los pacientes que acuden a la consulta por cualquier motivo de salud, ya sea por enfermedades agudas o crónicas, problemas de salud mental, o necesidades de prevención y promoción de la salud. Para ello, realiza una valoración integral del paciente, que incluye la historia clínica, el examen físico y, si es necesario, la solicitud de pruebas complementarias.

1.3.2. Prevención y promoción de la salud

El médico de familia tiene un papel fundamental en la promoción de estilos de vida saludables y en la prevención de enfermedades. Para ello, brinda consejos sobre alimentación, actividad física, hábitos de sueño, consumo de alcohol y tabaco, entre otros. Además, realiza actividades de prevención secundaria, como la detección precoz de enfermedades y el seguimiento de pacientes con enfermedades crónicas.

1.3.3. Educación para la salud

El médico de familia es un educador en salud, ya que brinda información y orientación a los pacientes y sus familias sobre cómo mantener y mejorar su salud, cómo prevenir enfermedades y cómo manejar sus condiciones de salud. Además, puede realizar actividades de educación para la salud en la comunidad, como charlas y talleres.

1.3.4. Coordinación de la atención

El médico de familia es el encargado de coordinar la atención del paciente con otros especialistas y servicios de salud, lo que garantiza una atención integral y evita la duplicidad de pruebas y tratamientos. Para ello, se comunica con otros profesionales de la salud, hace derivaciones cuando es necesario y realiza seguimiento de los pacientes derivados.

1.3.5. Investigación

El médico de familia puede participar en proyectos de investigación en el ámbito de la atención primaria de salud, con el objetivo de mejorar la calidad de la atención y generar conocimiento que contribuya al avance de la medicina de familia.

1.4. Formación y competencias del médico de familia

Para ser médico de familia, es necesario cursar la especialidad de medicina de familia y comunitaria, que tiene una duración de 3 a 4 años, dependiendo del país. Durante este periodo, el médico adquiere las competencias necesarias para desempeñar su labor en el ámbito de la atención primaria de salud, que incluyen (5):

- Conocimientos médicos generales: el médico de familia debe tener un amplio conocimiento de las diferentes áreas de la medicina, ya que debe ser capaz de atender a pacientes con diversas condiciones de salud.

- Habilidades clínicas: el médico de familia debe ser capaz de realizar una valoración integral del paciente, que incluye la historia clínica, el examen físico y la interpretación de pruebas complementarias.

- Habilidades de comunicación: el médico de familia debe ser capaz de establecer una relación de confianza con el paciente y sus familias, y de comunicarse de manera efectiva con otros profesionales de la salud.

- Habilidades de gestión: el médico de familia debe ser capaz de organizar y coordinar la atención de los pacientes, y de gestionar los recursos disponibles en el ámbito de la atención primaria de salud.

- Habilidades de investigación: el médico de familia debe ser capaz de participar en proyectos de investigación y de aplicar los resultados de la investigación en su práctica clínica.

1.5. Conclusión

La medicina de familia es una especialidad médica fundamental en cualquier sistema de salud, ya que permite abordar de manera eficiente y efectiva la mayoría de las necesidades de salud de la población. El médico de familia es el profesional de la salud encargado de llevar a cabo esta labor, desempeñando funciones de atención clínica, prevención y promoción de la salud, educación para la salud, coordinación de la atención e investigación. Para ello, cuenta con una formación y competencias específicas que le permiten brindar una atención integral y centrada en el paciente.

Bibliografía

1. Starfield B. Primary care: an increasingly important contributor to effectiveness, equity, and efficiency of health services. SESPAS report 2012. Gac Sanit. 2012;26 Suppl 1:20-6.

2. McWhinney IR. A textbook of family medicine. 2nd ed. New York: Oxford University Press; 1997.

3. Starfield B, Shi L, Macinko J. Contribution of primary care to health systems and health. Milbank Q. 2005;83(3):457-502.

4. WONCA Europe. The European definition of general practice/family medicine. Barcelona: WONCA Europe; 2011.

5. Tandeter H, Carelli F, Timonen M, Javashvili G, Basak O, Wilm S, et al. A "minimal core curriculum" for Family

Medicine in undergraduate medical education: a European Delphi survey among EURACT representatives. Eur J Gen Pract. 2011;17(4):217-20.

Capítulo 2: Consultas frecuentes en pediatría

Capítulo: Consultas frecuentes al médico de familia en pediatría: Introducción

1. Introducción

La pediatría es una rama de la medicina que se ocupa del estudio, diagnóstico, tratamiento y prevención de las enfermedades y trastornos que afectan a los niños desde su nacimiento hasta la adolescencia. El médico de familia, como profesional de atención primaria, es el primer contacto de los niños y sus familias con el sistema de salud y, por lo tanto, es fundamental que esté capacitado para abordar las consultas más frecuentes en pediatría.

Este capítulo tiene como objetivo proporcionar una guía práctica y accesible para el médico de familia y para los padres y cuidadores de niños, con el fin de facilitar la comprensión de las consultas más comunes en pediatría y ofrecer orientación sobre cómo abordarlas de manera efectiva.

2. Consultas frecuentes en pediatría

A continuación, se presentan algunas de las consultas más frecuentes en pediatría, agrupadas en categorías generales:

2.1. Crecimiento y desarrollo

- Retraso en el crecimiento y talla baja
- Sobrepeso y obesidad
- Retraso en el desarrollo psicomotor
- Problemas de aprendizaje y atención
- Trastornos del espectro autista

2.2. Infecciones

- Infecciones respiratorias (resfriado común, faringitis, bronquitis, neumonía)
- Infecciones gastrointestinales (gastroenteritis, diarrea, vómitos)
- Infecciones de la piel (impétigo, celulitis, abscesos)
- Infecciones del oído (otitis media, otitis externa)
- Infecciones del tracto urinario

2.3. Alergias e inmunología

- Alergias alimentarias
- Alergias respiratorias (asma, rinitis alérgica)
- Dermatitis atópica (eczema)
- Urticaria y angioedema
- Inmunodeficiencias

2.4. Trastornos del sueño

- Insomnio
- Pesadillas y terrores nocturnos
- Sonambulismo
- Apnea del sueño

2.5. Problemas gastrointestinales

- Reflujo gastroesofágico
- Estreñimiento
- Dolor abdominal funcional
- Enfermedad celíaca
- Enfermedad inflamatoria intestinal

2.6. Problemas genitourinarios

- Incontinencia urinaria

- Enuresis nocturna
- Infecciones del tracto urinario
- Fimosis y parafimosis
- Criptorquidia

2.7. Problemas dermatológicos

- Dermatitis del pañal
- Acné
- Molusco contagioso
- Verrugas
- Pitiriasis rosada

2.8. Problemas emocionales y conductuales

- Ansiedad
- Depresión
- Trastorno por déficit de atención e hiperactividad (TDAH)
- Trastornos de conducta
- Trastornos de alimentación (anorexia, bulimia)

3. Abordaje de las consultas frecuentes en pediatría

El abordaje de las consultas frecuentes en pediatría debe ser integral, teniendo en cuenta tanto los aspectos médicos como los psicosociales que pueden estar influyendo en la salud del niño. A continuación, se presentan algunas recomendaciones generales para el manejo de estas consultas:

3.1. Historia clínica y exploración física

La historia clínica y la exploración física son fundamentales para el diagnóstico y tratamiento de cualquier problema de salud en pediatría. Es importante obtener una historia detallada, incluyendo antecedentes personales y familiares, y realizar una exploración física completa y sistemática.

3.2. Comunicación con el niño y la familia

La comunicación efectiva con el niño y su familia es esencial para establecer una relación de confianza y para obtener información relevante sobre el problema de salud. Es importante adaptar el lenguaje y el enfoque a la edad y nivel de desarrollo del niño, y ser empático y respetuoso con las preocupaciones y emociones de la familia.

3.3. Educación y promoción de la salud

El médico de familia tiene un papel fundamental en la educación y promoción de la salud de los niños y sus familias. Es importante proporcionar información clara y accesible sobre el problema de salud, las opciones de tratamiento y los recursos disponibles, así como fomentar hábitos de vida saludables y la prevención de enfermedades.

3.4. Coordinación con otros profesionales y servicios

En muchas ocasiones, el manejo de las consultas frecuentes en pediatría requiere la colaboración de otros profesionales y servicios, como pediatras especialistas, psicólogos, terapeutas ocupacionales, logopedas, trabajadores sociales, entre otros. El médico de familia debe coordinar y facilitar el acceso a estos recursos según las necesidades del niño y su familia.

4. Conclusión

El médico de familia desempeña un papel crucial en el abordaje de las consultas frecuentes en pediatría, siendo el primer contacto de los niños y sus familias con el sistema de salud. Este capítulo ofrece una guía práctica y accesible para el manejo de estas consultas, con el objetivo de mejorar la calidad de la atención y la satisfacción de los pacientes y sus familias.

Bibliografía

1. American Academy of Pediatrics. (2018). Bright Futures: Guidelines for Health Supervision of Infants, Children, and Adolescents, 4th Edition. Elk Grove Village, IL: American Academy of Pediatrics.

2. Kliegman, R. M., St. Geme, J. W., Blum, N. J., Shah, S. S., Tasker, R. C., & Wilson, K. M. (2020). Nelson Textbook of Pediatrics, 21st Edition. Philadelphia, PA: Elsevier.

3. McInerny, T. K., Adam, H. M., Campbell, D. E., DeWitt, T. G., Foy, J. M., & Kamat, D. M. (2017). American Academy of Pediatrics Textbook of Pediatric Care, 2nd Edition. Elk Grove Village, IL: American Academy of Pediatrics.

4. Zitelli, B. J., McIntire, S. C., & Nowalk, A. J. (2018). Zitelli and Davis' Atlas of Pediatric Physical Diagnosis, 7th Edition. Philadelphia, PA: Elsevier.

2.1. Vacunación infantil

Capítulo: Consultas frecuentes al médico de familia en pediatría: Vacunación infantil

Introducción

La vacunación infantil es uno de los temas más consultados en las visitas al médico de familia, especialmente en el área de pediatría. Las vacunas son una herramienta fundamental para prevenir enfermedades infecciosas y proteger la salud de los niños. A lo largo de este capítulo, se abordarán las consultas más frecuentes relacionadas con la vacunación infantil, con el objetivo de proporcionar información clara y precisa para que los padres y cuidadores puedan tomar decisiones informadas sobre la salud de sus hijos.

1. ¿Qué son las vacunas y cómo funcionan?

Las vacunas son sustancias que contienen partes debilitadas o inactivadas de microorganismos, como virus o bacterias, que causan enfermedades. Al administrar una vacuna, se estimula el sistema inmunológico del niño para que reconozca y combata al microorganismo en caso de una infección futura. De esta manera, las vacunas ayudan a prevenir enfermedades y a reducir la gravedad de los síntomas en caso de enfermarse.

2. ¿Por qué es importante la vacunación infantil?

La vacunación es una de las intervenciones de salud pública más efectivas y seguras para prevenir enfermedades infecciosas y sus complicaciones. Al vacunar a los niños, se protege su salud y se contribuye a la disminución de la circulación de microorganismos en la comunidad, lo que beneficia a toda la población, especialmente a aquellos que no pueden ser vacunados por razones médicas.

3. ¿Cuál es el calendario de vacunación recomendado?

El calendario de vacunación varía según el país y las recomendaciones de las autoridades sanitarias. En general, se recomienda seguir el calendario establecido por el Ministerio de Salud o la entidad correspondiente en cada país. Este calendario incluye las vacunas que se administran de forma gratuita y obligatoria en el sistema público de salud, así como las vacunas opcionales que pueden ser administradas en el sector privado.

4. ¿Qué vacunas se administran en la infancia?

Las vacunas que se administran en la infancia incluyen, entre otras:

- Vacuna contra la hepatitis B: protege contra la infección por el virus de la hepatitis B, que puede causar enfermedad hepática grave y crónica.
- Vacuna contra la difteria, el tétanos y la tos ferina (DTPa): protege contra estas tres enfermedades bacterianas, que pueden causar complicaciones graves y potencialmente mortales.
- Vacuna contra el Haemophilus influenzae tipo b (Hib): protege contra la infección por esta bacteria, que puede causar meningitis, neumonía y otras infecciones graves.
- Vacuna contra el poliovirus (IPV): protege contra la poliomielitis, una enfermedad viral que puede causar parálisis y discapacidad permanente.
- Vacuna contra el rotavirus: protege contra la infección por este virus, que es una de las principales causas de diarrea grave en niños menores de 5 años.
- Vacuna contra el neumococo (PCV): protege contra la infección por la bacteria Streptococcus pneumoniae, que puede causar meningitis, neumonía y otras infecciones graves.
- Vacuna contra el sarampión, la rubéola y las paperas (MMR): protege contra estas tres enfermedades virales, que pueden causar complicaciones graves y potencialmente mortales.
- Vacuna contra la varicela: protege contra la infección por el virus de la varicela, que puede causar complicaciones graves en niños y adultos.

- Vacuna contra el virus del papiloma humano (VPH): protege contra la infección por ciertos tipos de VPH, que pueden causar cáncer de cuello uterino y otras enfermedades en mujeres, así como cáncer de pene, ano y orofaringe en hombres.

5. ¿Son seguras las vacunas?

Las vacunas son productos seguros y efectivos que han sido sometidos a rigurosos ensayos clínicos y estudios de seguridad antes de ser aprobadas para su uso. Los efectos secundarios de las vacunas son generalmente leves y temporales, como dolor en el lugar de la inyección, fiebre o malestar general. Los eventos adversos graves son extremadamente raros y, en la mayoría de los casos, los beneficios de la vacunación superan ampliamente los riesgos potenciales.

6. ¿Pueden las vacunas causar autismo u otras enfermedades?

No existe evidencia científica que respalde la afirmación de que las vacunas causen autismo u otras enfermedades. Esta idea se basa en un estudio publicado en 1998 que fue posteriormente desacreditado y retirado por la revista que lo publicó, debido a irregularidades en la investigación y conflictos de interés por parte del autor. Numerosos estudios realizados desde entonces han demostrado que no hay relación entre las vacunas y el autismo.

7. ¿Qué pasa si no vacuno a mi hijo?

No vacunar a un niño aumenta su riesgo de contraer enfermedades infecciosas y sus complicaciones, lo que puede resultar en hospitalizaciones, discapacidades permanentes e incluso la muerte. Además, al no vacunar a un niño, se contribuye a la propagación de enfermedades en la comunidad, lo que pone en riesgo a otras personas, especialmente a aquellas que no pueden ser vacunadas por razones médicas o que tienen un sistema inmunológico debilitado.

8. ¿Puedo retrasar o modificar el calendario de vacunación?

No se recomienda retrasar o modificar el calendario de vacunación sin una razón médica válida, ya que esto puede aumentar el riesgo de que el niño contraiga enfermedades infecciosas y sus complicaciones. El calendario de vacunación ha sido diseñado para proporcionar la máxima protección en las edades más vulnerables y para lograr una inmunidad duradera.

9. ¿Qué debo hacer si mi hijo tiene una reacción adversa a una vacuna?

Si un niño presenta una reacción adversa a una vacuna, es importante informar al médico de familia o al pediatra lo antes posible. El profesional de la salud evaluará la situación y determinará si es necesario realizar algún tratamiento o ajustar el calendario de vacunación. En la mayoría de los casos, las reacciones adversas son leves y temporales, y no afectan la seguridad y eficacia de las vacunas.

Bibliografía

1. Centers for Disease Control and Prevention (CDC). (2020). Vaccines for Your Children. Recuperado de https://www.cdc.gov/vaccines/parents/index.html
2. Organización Mundial de la Salud (OMS). (2019). Vacunación. Recuperado de https://www.who.int/es/news-room/facts-in-pictures/detail/immunization

3. Ministerio de Sanidad, Consumo y Bienestar Social. (2020). Calendario de vacunación. Recuperado de https://www.mscbs.gob.es/profesionales/saludPublica/prevPromocion/vacunaciones/calendario-y-coberturas/calendario.htm

4. Offit, P. A., & Moser, C. A. (2011). Vaccines and Your Child: Separating Fact from Fiction. Columbia University Press.

5. Plotkin, S. A., Orenstein, W. A., & Offit, P. A. (2018). Vaccines (7th ed.). Elsevier.

2.2. Crecimiento y desarrollo

Capítulo: Consultas frecuentes al médico de familia en pediatría: Crecimiento y desarrollo

Introducción

El crecimiento y desarrollo de los niños es un tema de gran interés para los padres y cuidadores, quienes buscan asegurar que sus hijos alcancen su máximo potencial en términos de salud y bienestar. En este capítulo, abordaremos las consultas más frecuentes que los médicos de familia reciben en relación con el crecimiento y desarrollo de los niños, incluyendo temas como el crecimiento físico, el desarrollo cognitivo y emocional, y las etapas del desarrollo infantil.

1. Crecimiento físico

1.1. ¿Cuál es el ritmo normal de crecimiento en los niños?

El crecimiento físico de los niños varía según la edad y el sexo. Durante el primer año de vida, los bebés crecen rápidamente, ganando aproximadamente 25 centímetros en longitud y triplicando su peso al nacer. A partir del segundo año, el ritmo de crecimiento disminuye, y los niños crecen aproximadamente 5 centímetros por año hasta la pubertad.

1.2. ¿Cómo puedo saber si mi hijo está creciendo adecuadamente?

El médico de familia evaluará el crecimiento de su hijo durante las consultas de rutina, utilizando gráficas de crecimiento que comparan el peso, la altura y el índice de masa corporal (IMC) de su hijo con los de otros niños de su misma edad y sexo. Si su hijo se encuentra dentro del rango normal de crecimiento, es probable que esté creciendo adecuadamente. Sin embargo, si su hijo se encuentra por debajo o por encima del rango normal, el médico puede solicitar pruebas adicionales para determinar si hay alguna causa subyacente que requiera tratamiento.

1.3. ¿Qué factores influyen en el crecimiento de mi hijo?

El crecimiento de un niño está influenciado por una combinación de factores genéticos, nutricionales, hormonales y ambientales. Los padres y cuidadores pueden apoyar el crecimiento saludable de sus hijos proporcionando una dieta equilibrada, fomentando la actividad física y asegurando un entorno seguro y estimulante.

2. Desarrollo cognitivo y emocional

2.1. ¿Cuáles son las etapas del desarrollo cognitivo en los niños?

El desarrollo cognitivo se refiere al proceso mediante el cual los niños adquieren habilidades para pensar, aprender, razonar y resolver problemas. El psicólogo suizo Jean Piaget identificó cuatro etapas principales del desarrollo cognitivo:

1. Etapa sensoriomotora (0-2 años): Los bebés aprenden a través de sus sentidos y acciones, desarrollando habilidades motoras y explorando su entorno.
2. Etapa preoperacional (2-7 años): Los niños comienzan a utilizar el lenguaje y la imaginación, pero su pensamiento sigue siendo concreto y egocéntrico.
3. Etapa de las operaciones concretas (7-11 años): Los niños desarrollan habilidades lógicas y de razonamiento, pero su pensamiento sigue siendo concreto y se basa en experiencias directas.
4. Etapa de las operaciones formales (11 años en adelante): Los adolescentes desarrollan habilidades de pensamiento abstracto y pueden razonar sobre situaciones hipotéticas.

2.2. ¿Cómo puedo apoyar el desarrollo cognitivo de mi hijo?

Los padres y cuidadores pueden apoyar el desarrollo cognitivo de sus hijos proporcionando un entorno enriquecedor y estimulante, fomentando la curiosidad y el aprendizaje, y ofreciendo oportunidades para que los niños exploren y experimenten. Además, es importante establecer rutinas y límites claros, y enseñar habilidades de resolución de problemas y toma de decisiones.

2.3. ¿Cuáles son las etapas del desarrollo emocional en los niños?

El desarrollo emocional se refiere al proceso mediante el cual los niños aprenden a reconocer, expresar y regular sus emociones. Algunas etapas clave del desarrollo emocional incluyen:

1. Vínculo afectivo (0-1 año): Los bebés desarrollan un vínculo emocional con sus cuidadores, lo que les proporciona seguridad y confianza.
2. Autonomía (1-3 años): Los niños comienzan a desarrollar un sentido de independencia y autocontrol, lo que puede generar conflictos con los cuidadores.
3. Iniciativa (3-6 años): Los niños desarrollan habilidades sociales y emocionales, como la empatía y la cooperación, y comienzan a comprender las normas y expectativas sociales.
4. Competencia (6-12 años): Los niños desarrollan habilidades para enfrentar el estrés y resolver conflictos, y comienzan a formar amistades y relaciones más complejas.
5. Identidad (12-18 años): Los adolescentes exploran su identidad y buscan un sentido de pertenencia, lo que puede generar tensiones con los padres y cuidadores.

2.4. ¿Cómo puedo apoyar el desarrollo emocional de mi hijo?

Los padres y cuidadores pueden apoyar el desarrollo emocional de sus hijos siendo sensibles y receptivos a sus necesidades emocionales, estableciendo límites claros y consistentes, y enseñando habilidades de comunicación y resolución de conflictos. Además, es importante fomentar la autoestima y la resiliencia, y ofrecer apoyo y orientación durante las etapas difíciles del desarrollo.

3. Etapas del desarrollo infantil

3.1. ¿Cuáles son las etapas del desarrollo infantil y qué habilidades se adquieren en cada una?

El desarrollo infantil se divide en varias etapas, cada una con habilidades y logros específicos:

1. Recién nacido (0-1 mes): Los bebés aprenden a reconocer los sonidos y olores familiares, y comienzan a desarrollar reflejos básicos, como succionar y agarrar.
2. Infancia (1-12 meses): Los bebés desarrollan habilidades motoras, como gatear y caminar, y comienzan a explorar su entorno y a interactuar con los demás.
3. Niñez temprana (1-3 años): Los niños aprenden a hablar y a utilizar el lenguaje para comunicarse, y desarrollan habilidades sociales y emocionales básicas.
4. Niñez intermedia (3-6 años): Los niños desarrollan habilidades cognitivas y emocionales más avanzadas, como la empatía y la cooperación, y comienzan a comprender las normas y expectativas sociales.
5. Niñez tardía (6-12 años): Los niños desarrollan habilidades académicas y sociales más complejas, y comienzan a formar amistades y relaciones más estables.
6. Adolescencia (12-18 años): Los adolescentes exploran su identidad y buscan un sentido de pertenencia, y desarrollan habilidades de pensamiento abstracto y toma de decisiones.

3.2. ¿Cómo puedo saber si mi hijo está alcanzando los hitos del desarrollo adecuados para su edad?

El médico de familia evaluará el desarrollo de su hijo durante las consultas de rutina, utilizando listas de verificación de hitos del desarrollo que comparan las habilidades de su hijo con las de otros niños de su misma edad. Si su hijo está alcanzando los hitos del desarrollo adecuados para su edad, es probable que esté desarrollándose de manera saludable. Sin embargo, si su hijo presenta retrasos en el desarrollo, el médico puede recomendar intervenciones tempranas o derivarlo a un especialista para una evaluación más detallada.

Conclusión

El crecimiento y desarrollo de los niños es un proceso complejo y dinámico que involucra cambios físicos, cognitivos y emocionales. Los médicos de familia desempeñan un papel crucial en la identificación y el tratamiento de problemas de crecimiento y desarrollo, y en la orientación y el apoyo a los padres y cuidadores. Al comprender las etapas del desarrollo infantil y las consultas frecuentes relacionadas con el crecimiento y desarrollo, los padres y cuidadores pueden estar mejor preparados para apoyar a sus hijos en su camino hacia una vida saludable y exitosa.

Bibliografía

1. American Academy of Pediatrics. (2017). Caring for Your Baby and Young Child: Birth to Age 5. Bantam Books.
2. Berk, L. E. (2013). Child Development. Pearson.
3. Kliegman, R. M., Stanton, B. F., St. Geme, J. W., & Schor, N. F. (2015). Nelson Textbook of Pediatrics. Elsevier.
4. Papalia, D. E., Feldman, R. D., & Martorell, G. (2014). A Child's World: Infancy Through Adolescence. McGraw-Hill Education.
5. Piaget, J. (1952). The Origins of Intelligence in Children. International Universities Press.
6. Shonkoff, J. P., & Phillips, D. A. (Eds.). (2000). From Neurons to Neighborhoods: The Science of Early Childhood Development. National Academies Press.

2.3. Infecciones comunes en la infancia

Capítulo: Consultas frecuentes al médico de familia en pediatría: Infecciones comunes en la infancia

Introducción

Las infecciones son una causa común de consulta en pediatría, ya que los niños, especialmente los más pequeños, son más susceptibles a contraer enfermedades infecciosas debido a su sistema inmunológico en desarrollo. En este capítulo, abordaremos las infecciones más comunes en la infancia, sus síntomas, diagnóstico, tratamiento y prevención. Además, proporcionaremos información útil para que los padres puedan identificar y manejar estas enfermedades de manera efectiva.

1. Infecciones respiratorias

Las infecciones respiratorias son muy comunes en los niños, especialmente en los menores de cinco años. Estas infecciones pueden ser causadas por virus o bacterias y afectar las vías respiratorias superiores (nariz, garganta y oídos) o inferiores (bronquios y pulmones).

1.1. Resfriado común

El resfriado común es una infección viral que afecta principalmente la nariz y la garganta. Es causado por varios virus, siendo el más común el rinovirus. Los síntomas incluyen congestión nasal, secreción nasal, estornudos, dolor de garganta, tos y, a veces, fiebre leve.

Diagnóstico: El diagnóstico del resfriado común se basa en los síntomas y el examen físico. No se requieren pruebas de laboratorio.

Tratamiento: El tratamiento del resfriado común es sintomático y puede incluir analgésicos y antipiréticos para aliviar el dolor y la fiebre, descongestionantes nasales y reposo. No se recomienda el uso de antibióticos, ya que no son efectivos contra los virus.

Prevención: La prevención del resfriado común incluye lavado frecuente de manos, evitar el contacto cercano con personas enfermas y mantener una buena higiene personal y del hogar.

1.2. Otitis media

La otitis media es una infección del oído medio, generalmente causada por bacterias. Los síntomas incluyen dolor de oído, fiebre, irritabilidad y, a veces, secreción del oído.

Diagnóstico: El diagnóstico de la otitis media se basa en los síntomas y el examen del oído con un otoscopio.

Tratamiento: El tratamiento de la otitis media puede incluir analgésicos y antipiréticos para aliviar el dolor y la fiebre, y antibióticos si la infección es bacteriana. En algunos casos, puede ser necesario realizar una miringotomía (incisión en el tímpano) para drenar el líquido acumulado.

Prevención: La prevención de la otitis media incluye la vacunación contra la neumonía y la gripe, evitar la exposición al humo del tabaco y mantener una buena higiene personal y del hogar.

1.3. Bronquiolitis

La bronquiolitis es una infección viral de los bronquiolos (pequeñas vías respiratorias en los pulmones) que afecta principalmente a los niños menores de dos años. El virus sincitial respiratorio (VSR) es la causa más común. Los síntomas incluyen tos, dificultad para respirar, sibilancias y fiebre.

Diagnóstico: El diagnóstico de la bronquiolitis se basa en los síntomas, el examen físico y, a veces, pruebas de laboratorio para identificar el virus causante.

Tratamiento: El tratamiento de la bronquiolitis es principalmente de soporte e incluye mantener una buena hidratación, administrar oxígeno si es necesario y, en casos graves, hospitalización. No se recomienda el uso de antibióticos, ya que no son efectivos contra los virus.

Prevención: La prevención de la bronquiolitis incluye lavado frecuente de manos, evitar el contacto cercano con personas enfermas y mantener una buena higiene personal y del hogar.

2. Infecciones gastrointestinales

Las infecciones gastrointestinales son comunes en los niños y pueden ser causadas por virus, bacterias o parásitos. Los síntomas incluyen diarrea, vómitos, dolor abdominal y fiebre.

2.1. Gastroenteritis viral

La gastroenteritis viral es una infección del estómago e intestinos causada por virus como el rotavirus y el norovirus. Los síntomas incluyen diarrea acuosa, vómitos, dolor abdominal y fiebre.

Diagnóstico: El diagnóstico de la gastroenteritis viral se basa en los síntomas y el examen físico. En algunos casos, se pueden realizar pruebas de laboratorio para identificar el virus causante.

Tratamiento: El tratamiento de la gastroenteritis viral es principalmente de soporte e incluye mantener una buena hidratación, administrar antipiréticos para aliviar la fiebre y, en casos graves, hospitalización. No se recomienda el uso de antibióticos, ya que no son efectivos contra los virus.

Prevención: La prevención de la gastroenteritis viral incluye la vacunación contra el rotavirus, lavado frecuente de manos, evitar el contacto cercano con personas enfermas y mantener una buena higiene personal y del hogar.

2.2. Infecciones bacterianas

Las infecciones bacterianas del tracto gastrointestinal pueden ser causadas por bacterias como Salmonella, Shigella, Campylobacter y Escherichia coli. Los síntomas incluyen diarrea con sangre o mucosidad, vómitos, dolor abdominal y fiebre.

Diagnóstico: El diagnóstico de las infecciones bacterianas se basa en los síntomas, el examen físico y pruebas de laboratorio, como el cultivo de heces.

Tratamiento: El tratamiento de las infecciones bacterianas incluye antibióticos, mantener una buena hidratación y, en casos graves, hospitalización.

Prevención: La prevención de las infecciones bacterianas incluye lavado frecuente de manos, evitar el contacto cercano con personas enfermas, mantener una buena higiene personal y del hogar, y seguir prácticas adecuadas de manipulación y almacenamiento de alimentos.

3. Infecciones de la piel

Las infecciones de la piel son comunes en los niños y pueden ser causadas por bacterias, virus o hongos.

3.1. Impétigo

El impétigo es una infección bacteriana de la piel causada principalmente por Staphylococcus aureus y Streptococcus pyogenes. Los síntomas incluyen ampollas llenas de pus que se rompen y forman costras amarillas, generalmente en la cara, alrededor de la boca y la nariz.

Diagnóstico: El diagnóstico del impétigo se basa en los síntomas y el examen físico. En algunos casos, se pueden realizar pruebas de laboratorio, como cultivos de las lesiones.

Tratamiento: El tratamiento del impétigo incluye antibióticos tópicos y, en casos más graves, antibióticos orales.

Prevención: La prevención del impétigo incluye lavado frecuente de manos, mantener una buena higiene personal y del hogar, y evitar el contacto cercano con personas enfermas.

3.2. Varicela

La varicela es una infección viral causada por el virus varicela-zóster. Los síntomas incluyen fiebre y erupción cutánea con ampollas que pican, que se rompen y forman costras.

Diagnóstico: El diagnóstico de la varicela se basa en los síntomas y el examen físico. En algunos casos, se pueden realizar pruebas de laboratorio para confirmar la infección.

Tratamiento: El tratamiento de la varicela es principalmente de soporte e incluye antipiréticos para aliviar la fiebre, antihistamínicos para aliviar la picazón y, en casos graves, hospitalización. No se recomienda el uso de antibióticos, ya que no son efectivos contra los virus.

Prevención: La prevención de la varicela incluye la vacunación, lavado frecuente de manos, evitar el contacto cercano con personas enfermas y mantener una buena higiene personal y del hogar.

Conclusión

Las infecciones comunes en la infancia son una causa frecuente de consulta al médico de familia. Es importante que los padres estén informados sobre estas enfermedades, sus síntomas, diagnóstico, tratamiento y prevención, para poder identificar y manejar adecuadamente estas infecciones en sus hijos.

Bibliografía

1. American Academy of Pediatrics. (2018). Red Book: 2018-2021 Report of the Committee on Infectious Diseases. Elk Grove Village, IL: American Academy of Pediatrics.

2. Long, S. S., Prober, C. G., & Fischer, M. (2017). Principles and Practice of Pediatric Infectious Diseases. Elsevier Health Sciences.

3. Cherry, J. D., Harrison, G. J., Kaplan, S. L., Steinbach, W. J., & Hotez, P. J. (2018). Feigin and Cherry's Textbook of Pediatric Infectious Diseases. Elsevier Health Sciences.

4. Kliegman, R. M., St. Geme, J. W., Blum, N. J., Shah, S. S., Tasker, R. C., & Wilson, K. M. (2020). Nelson Textbook of Pediatrics. Elsevier Health Sciences.

2.4. Trastornos del sueño en niños

Capítulo: Consultas frecuentes al médico de familia en pediatría: Trastornos del sueño en niños

Introducción

Los trastornos del sueño en niños son un motivo frecuente de consulta al médico de familia. El sueño es una función vital que permite el descanso y la recuperación del organismo, y es especialmente importante en los niños, ya que durante el sueño se producen procesos de crecimiento y desarrollo. Además, un sueño adecuado es fundamental para el rendimiento escolar y el bienestar emocional de los niños.

En este capítulo, se abordarán los trastornos del sueño más comunes en la población pediátrica, sus causas, síntomas, diagnóstico y tratamiento, así como recomendaciones para prevenirlos y mejorar la calidad del sueño en los niños.

1. Insomnio infantil

El insomnio infantil es la dificultad para conciliar el sueño, mantenerlo o despertarse demasiado temprano, lo que puede afectar el rendimiento escolar, el estado de ánimo y la salud en general de los niños. El insomnio puede ser transitorio, relacionado con situaciones estresantes o cambios en el entorno, o crónico, cuando se prolonga por más de un mes.

Causas

- Malos hábitos de sueño: horarios irregulares, siestas prolongadas, uso de dispositivos electrónicos antes de dormir, entre otros.
- Ansiedad y estrés: problemas escolares, familiares o sociales que generen preocupación en el niño.
- Condiciones médicas: asma, alergias, reflujo gastroesofágico, entre otras.
- Trastornos del sueño: síndrome de piernas inquietas, apnea del sueño, entre otros.

Síntomas

- Dificultad para conciliar el sueño.
- Despertares frecuentes durante la noche.
- Despertar temprano en la mañana.
- Somnolencia diurna.
- Irritabilidad, cambios de humor y dificultad para concentrarse.

Diagnóstico

El diagnóstico del insomnio infantil se basa en la historia clínica, incluyendo los hábitos de sueño, el entorno y las posibles causas subyacentes. En algunos casos, puede ser necesario realizar estudios complementarios, como polisomnografía, para descartar otros trastornos del sueño.

Tratamiento

El tratamiento del insomnio infantil se enfoca en mejorar los hábitos de sueño y abordar las causas subyacentes. Algunas recomendaciones incluyen:

- Establecer horarios regulares para dormir y despertar.
- Crear un entorno adecuado para el sueño: oscuro, tranquilo y fresco.
- Evitar el uso de dispositivos electrónicos antes de dormir.
- Limitar las siestas durante el día.
- Fomentar actividades de relajación antes de dormir, como leer o escuchar música suave.
- En casos de ansiedad o estrés, puede ser útil la intervención de un psicólogo o terapeuta.

2. Pesadillas y terrores nocturnos

Las pesadillas son sueños desagradables que pueden despertar al niño y generar ansiedad. Los terrores nocturnos son episodios de miedo intenso durante el sueño, en los que el niño puede gritar, llorar y mostrar signos de angustia, pero sin despertar completamente.

Causas

- Estrés o ansiedad.
- Cambios en el entorno o la rutina.
- Experiencias traumáticas.
- Fatiga o falta de sueño.
- Fiebre o enfermedades.

Síntomas

- Despertar angustiado y recordar pesadillas.

- Episodios de miedo intenso durante el sueño, sin recordar lo sucedido al despertar (terrores nocturnos).

Diagnóstico

El diagnóstico se basa en la historia clínica y la descripción de los episodios por parte de los padres o cuidadores. Es importante diferenciar las pesadillas de los terrores nocturnos, ya que el manejo es diferente.

Tratamiento

- Abordar las posibles causas de estrés o ansiedad.
- Establecer una rutina de sueño adecuada y promover un entorno seguro y relajante.
- En casos de terrores nocturnos, es importante no despertar al niño, sino acompañarlo y asegurarse de que no se lastime.
- Si las pesadillas o terrores nocturnos son frecuentes o afectan el bienestar del niño, puede ser necesario consultar a un especialista en sueño o un psicólogo.

3. Sonambulismo

El sonambulismo es un trastorno del sueño en el cual el niño realiza actividades motoras complejas, como caminar, hablar o manipular objetos, mientras está dormido.

Causas

- Factores genéticos.
- Trastornos del sueño, como apnea del sueño.
- Fiebre o enfermedades.
- Fatiga o falta de sueño.
- Estrés o ansiedad.

Síntomas

- Episodios de caminar, hablar o realizar actividades motoras complejas durante el sueño, sin recordar lo sucedido al despertar.

Diagnóstico

El diagnóstico se basa en la historia clínica y la descripción de los episodios por parte de los padres o cuidadores. En algunos casos, puede ser necesario realizar estudios complementarios, como polisomnografía, para descartar otros trastornos del sueño.

Tratamiento

- Asegurar un entorno seguro para el niño durante la noche, evitando objetos peligrosos o escaleras.
- Establecer una rutina de sueño adecuada y promover un entorno relajante.
- Abordar las posibles causas de estrés o ansiedad.
- Si el sonambulismo es frecuente o afecta el bienestar del niño, puede ser necesario consultar a un especialista en sueño.

4. Apnea del sueño en niños

La apnea del sueño es un trastorno en el cual se producen pausas en la respiración durante el sueño, lo que puede afectar la calidad del sueño y la oxigenación del organismo.

Causas

- Agrandamiento de las amígdalas y adenoides.
- Obesidad.
- Anomalías craneofaciales.
- Trastornos neuromusculares.

Síntomas

- Ronquidos fuertes y frecuentes.
- Pausas en la respiración durante el sueño, seguidas de jadeos o resoplidos.
- Despertares frecuentes durante la noche.
- Somnolencia diurna.
- Problemas de comportamiento o rendimiento escolar.

Diagnóstico

El diagnóstico de la apnea del sueño en niños se basa en la historia clínica, la exploración física y la realización de estudios complementarios, como polisomnografía.

Tratamiento

El tratamiento de la apnea del sueño en niños depende de la causa y la severidad del trastorno. Algunas opciones incluyen:

- Cambios en el estilo de vida: pérdida de peso, evitar el tabaco y el alcohol, entre otros.
- Tratamiento médico: uso de dispositivos de presión positiva continua en las vías respiratorias (CPAP) o medicamentos para reducir la inflamación de las vías respiratorias.
- Cirugía: extirpación de las amígdalas y adenoides (adenotonsilectomía) u otras intervenciones para corregir anomalías anatómicas.

Prevención y recomendaciones para mejorar la calidad del sueño en niños

- Establecer horarios regulares para dormir y despertar.
- Crear un entorno adecuado para el sueño: oscuro, tranquilo y fresco.

- Evitar el uso de dispositivos electrónicos antes de dormir.
- Limitar las siestas durante el día.
- Fomentar actividades de relajación antes de dormir, como leer o escuchar música suave.
- Mantener un estilo de vida saludable, incluyendo una alimentación equilibrada y actividad física regular.

Bibliografía

1. American Academy of Pediatrics. (2016). Guía para un sueño seguro y saludable. HealthyChildren.org. Recuperado de https://www.healthychildren.org/Spanish/ages-stages/baby/sleep/Paginas/A-Parents-Guide-to-Safe-Sleep.aspx

2. Mindell, J. A., & Owens, J. A. (2015). Trastornos del sueño en niños: Guía práctica para padres. Barcelona: Editorial Médica Panamericana.

3. National Sleep Foundation. (2019). Sleep in Children. Recuperado de https://www.sleepfoundation.org/children-and-sleep

4. Owens, J. A. (2014). Insomnio en niños y adolescentes. En M. H. Kryger, T. Roth, & W. C. Dement (Eds.), Principios y práctica de medicina del sueño (5ª ed., pp. 1335-1344). Barcelona: Elsevier.

5. Paruthi, S., Brooks, L. J., D'Ambrosio, C., Hall, W. A., Kotagal, S., Lloyd, R. M., ... & Wise, M. S. (2016). Consenso sobre las recomendaciones de sueño para niños y adolescentes: un informe conjunto de la American Academy of Sleep Medicine y la American Academy of Pediatrics. Journal of Clinical Sleep Medicine, 12(6), 785-786.

2.5. Problemas de alimentación y nutrición

Capítulo: Consultas frecuentes al médico de familia en pediatría: Problemas de alimentación y nutrición

Introducción

La alimentación y nutrición adecuadas son fundamentales para el crecimiento y desarrollo óptimo de los niños. Los médicos de familia, como profesionales de atención primaria, son a menudo el primer punto de contacto para los padres que tienen preocupaciones sobre la alimentación y nutrición de sus hijos. Este capítulo abordará las consultas más frecuentes relacionadas con problemas de alimentación y nutrición en pediatría, proporcionando información útil y práctica para ayudar a los padres a comprender y abordar estas preocupaciones.

1. Lactancia materna y alimentación con fórmula

La lactancia materna es la forma ideal de alimentación para los recién nacidos y lactantes, ya que proporciona todos los nutrientes necesarios para su crecimiento y desarrollo, además de ofrecer beneficios inmunológicos y emocionales. Sin embargo, algunas madres pueden tener dificultades para amamantar o pueden optar por no hacerlo, en cuyo caso la alimentación con fórmula es una alternativa adecuada.

Consultas frecuentes:

- ¿Cuánto tiempo debo amamantar a mi bebé?
- ¿Cómo sé si mi bebé está recibiendo suficiente leche materna?

- ¿Cuál es la mejor fórmula para mi bebé si no puedo amamantar?

2. Introducción de alimentos sólidos

La introducción de alimentos sólidos es un hito importante en la vida de un niño, y puede ser un momento de incertidumbre para los padres. Es importante recordar que cada niño es diferente y puede estar listo para comenzar a comer sólidos en diferentes momentos.

Consultas frecuentes:

- ¿Cuándo debo comenzar a introducir alimentos sólidos en la dieta de mi bebé?
- ¿Cuáles son los mejores alimentos para comenzar?
- ¿Cómo puedo saber si mi bebé está listo para probar nuevos alimentos?

3. Alergias e intolerancias alimentarias

Las alergias e intolerancias alimentarias son cada vez más comunes en los niños, y pueden causar una variedad de síntomas que van desde leves hasta potencialmente mortales. Es importante que los padres estén informados sobre las alergias e intolerancias alimentarias y sepan cómo reconocer y manejar los síntomas.

Consultas frecuentes:

- ¿Cuáles son los signos de una alergia o intolerancia alimentaria en mi hijo?
- ¿Cómo puedo saber si mi hijo tiene una alergia o intolerancia alimentaria?
- ¿Qué debo hacer si sospecho que mi hijo tiene una alergia o intolerancia alimentaria?

4. Problemas de alimentación en niños pequeños y preescolares

Los problemas de alimentación, como la selectividad alimentaria y la neofobia (miedo a probar nuevos alimentos), son comunes en niños pequeños y preescolares. Estos problemas pueden ser frustrantes para los padres y pueden afectar el crecimiento y desarrollo del niño si no se abordan adecuadamente.

Consultas frecuentes:

- ¿Cómo puedo ayudar a mi hijo a probar nuevos alimentos?
- ¿Qué debo hacer si mi hijo se niega a comer ciertos alimentos?
- ¿Cuándo debo preocuparme por los problemas de alimentación de mi hijo?

5. Sobrepeso y obesidad infantil

El sobrepeso y la obesidad infantil son problemas de salud cada vez más comunes en todo el mundo. Los médicos de familia desempeñan un papel fundamental en la identificación y el manejo del sobrepeso y la obesidad en los niños, así como en la promoción de hábitos alimentarios saludables y actividad física.

Consultas frecuentes:

- ¿Cómo puedo saber si mi hijo tiene sobrepeso u obesidad?
- ¿Cuáles son las causas del sobrepeso y la obesidad en los niños?
- ¿Qué puedo hacer para ayudar a mi hijo a alcanzar y mantener un peso saludable?

6. Desnutrición y deficiencias de nutrientes

La desnutrición y las deficiencias de nutrientes pueden tener efectos graves en el crecimiento y desarrollo de un niño. Es importante que los padres estén informados sobre las necesidades nutricionales de sus hijos y sepan cómo reconocer y abordar cualquier problema.

Consultas frecuentes:

- ¿Cuáles son los signos de desnutrición o deficiencias de nutrientes en mi hijo?
- ¿Cómo puedo asegurarme de que mi hijo reciba todos los nutrientes que necesita?
- ¿Qué debo hacer si sospecho que mi hijo tiene una deficiencia de nutrientes?

Conclusión

Los problemas de alimentación y nutrición en pediatría son una preocupación común para los padres y los médicos de familia. Al estar informados sobre estos temas y trabajar en conjunto, los padres y los médicos pueden garantizar que los niños reciban la nutrición adecuada para un crecimiento y desarrollo saludables.

Bibliografía

1. American Academy of Pediatrics. (2018). Pediatric Nutrition Handbook (7th ed.). Elk Grove Village, IL: American Academy of Pediatrics.

2. Black, R. E., Victora, C. G., Walker, S. P., Bhutta, Z. A., Christian, P., de Onis, M., ... & Uauy, R. (2013). Maternal

and child undernutrition and overweight in low-income and middle-income countries. The Lancet, 382(9890), 427-451.

3. Daniels, S. R., Hassink, S. G., & Committee on Nutrition. (2015). The role of the pediatrician in primary prevention of obesity. Pediatrics, 136(1), e275-e292.

4. Fewtrell, M., Bronsky, J., Campoy, C., Domellöf, M., Embleton, N., Fidler Mis, N., ... & van Goudoever, J. B. (2017). Complementary feeding: A position paper by the European Society for Paediatric Gastroenterology, Hepatology, and Nutrition (ESPGHAN) Committee on Nutrition. Journal of Pediatric Gastroenterology and Nutrition, 64(1), 119-132.

5. Gupta, R. S., Springston, E. E., Warrier, M. R., Smith, B., Kumar, R., Pongracic, J., & Holl, J. L. (2011). The prevalence, severity, and distribution of childhood food allergy in the United States. Pediatrics, 128(1), e9-e17.

6. World Health Organization. (2009). Infant and young child feeding: Model chapter for textbooks for medical students and allied health professionals. Geneva: World Health Organization.

Capítulo 3: Consultas frecuentes en adolescentes

3.1. Cambios físicos y emocionales en la adolescencia

Capítulo: Consultas frecuentes al médico de familia en adolescentes: Cambios físicos y emocionales en la adolescencia

Introducción

La adolescencia es una etapa de la vida caracterizada por cambios físicos, emocionales y sociales significativos. Durante este período, los jóvenes experimentan una serie de transformaciones que les permiten desarrollarse y madurar hacia la adultez. Como médico de familia, es común recibir consultas de adolescentes y sus padres acerca de estos cambios y cómo enfrentarlos de la mejor manera. Este capítulo tiene como objetivo abordar las consultas más frecuentes relacionadas con los cambios físicos y emocionales en la adolescencia, proporcionando información clara y útil para ayudar a los jóvenes y sus familias a comprender y manejar esta etapa crucial de la vida.

1. Cambios físicos en la adolescencia

1.1. Crecimiento y desarrollo

Una de las consultas más comunes en la adolescencia es el crecimiento y desarrollo físico. Durante esta etapa, los jóvenes experimentan un rápido crecimiento en estatura y peso, así como el desarrollo de características sexuales secundarias. Estos cambios pueden variar en el tiempo y la intensidad entre los individuos, lo que puede generar preocupaciones y comparaciones entre los adolescentes.

Es importante recordar que cada persona tiene un ritmo de crecimiento y desarrollo diferente, y que estos procesos están influenciados por factores genéticos, nutricionales y hormonales. Como médico de familia, es fundamental brindar información y apoyo a los adolescentes y sus familias, asegurándoles que estos cambios son normales y que, en la mayoría de los casos, no hay motivo de preocupación.

1.2. Pubertad

La pubertad es el proceso mediante el cual los adolescentes desarrollan características sexuales secundarias y alcanzan la capacidad reproductiva. Este proceso es controlado por hormonas y puede variar en el tiempo de inicio y duración entre los individuos. Algunos de los cambios más notables durante la pubertad incluyen:

- Aumento del vello corporal y facial
- Desarrollo de las mamas en las mujeres
- Aumento del tamaño de los testículos y el pene en los hombres
- Cambios en la voz, especialmente en los hombres
- Menstruación en las mujeres
- Producción de espermatozoides en los hombres

Es común que los adolescentes y sus padres tengan preguntas y preocupaciones acerca de la pubertad, especialmente si los cambios ocurren antes o después de lo esperado. Como médico de familia, es importante brindar información y apoyo a los jóvenes y sus familias, asegurándoles que la variabilidad en el inicio y la duración de la pubertad es normal y que, en la mayoría de los casos, no hay motivo de preocupación.

1.3. Acné

El acné es una afección cutánea común en la adolescencia, causada por la obstrucción e inflamación de los folículos pilosos debido a un aumento en la producción de sebo. Aunque el acné puede ser una fuente de malestar y preocupación para los adolescentes, es importante recordar que es una afección tratable y que, en la mayoría de los casos, mejora con el tiempo.

Como médico de familia, es fundamental brindar información y apoyo a los adolescentes y sus familias acerca de las causas y el tratamiento del acné, así como abordar cualquier preocupación relacionada con la autoestima y la imagen corporal.

2. Cambios emocionales en la adolescencia

2.1. Desarrollo emocional

La adolescencia es una etapa de la vida caracterizada por cambios emocionales significativos, incluyendo la búsqueda de la identidad, el desarrollo de la autoestima y la experimentación de nuevas emociones y relaciones. Estos cambios pueden generar preocupaciones y consultas por parte de los adolescentes y sus familias, especialmente si los jóvenes experimentan dificultades emocionales o problemas de conducta.

Como médico de familia, es importante brindar información y apoyo a los adolescentes y sus familias acerca del desarrollo emocional normal en la adolescencia, así como abordar cualquier preocupación relacionada con la salud mental y el bienestar emocional.

2.2. Salud mental

La adolescencia es una etapa de la vida en la que pueden surgir problemas de salud mental, como la ansiedad, la depresión, los trastornos alimentarios y el abuso de sustancias. Estas condiciones pueden ser difíciles de identificar y tratar, especialmente si los adolescentes no se sienten cómodos hablando sobre sus emociones y preocupaciones.

Como médico de familia, es fundamental estar atento a los signos y síntomas de problemas de salud mental en los adolescentes, así como brindar información y apoyo a los jóvenes y sus familias acerca de las opciones de tratamiento y los recursos disponibles.

2.3. Relaciones y sexualidad

La adolescencia es una etapa de la vida en la que los jóvenes comienzan a explorar y experimentar con las relaciones y la sexualidad. Estos temas pueden generar preguntas y preocupaciones por parte de los adolescentes y sus familias, especialmente en lo que respecta a la prevención de enfermedades de transmisión sexual y embarazos no deseados.

Como médico de familia, es importante brindar información y apoyo a los adolescentes y sus familias acerca de las relaciones saludables, la sexualidad responsable y la prevención de riesgos, así como abordar cualquier preocupación relacionada con la intimidad y la identidad sexual.

Conclusión

La adolescencia es una etapa de la vida caracterizada por cambios físicos y emocionales significativos. Como médico de familia, es fundamental brindar información y apoyo a los adolescentes y sus familias acerca de estos cambios y cómo enfrentarlos de la mejor manera. Al abordar las consultas más frecuentes relacionadas con los cambios físicos y emocionales en la adolescencia, los médicos de familia pueden ayudar a los jóvenes y sus familias a comprender y manejar esta etapa crucial de la vida.

Bibliografía

1. American Academy of Pediatrics. (2018). Bright Futures: Guidelines for Health Supervision of Infants, Children, and Adolescents, Fourth Edition. Elk Grove Village, IL: American Academy of Pediatrics.

2. Blakemore, S. J. (2018). Inventing Ourselves: The Secret Life of the Teenage Brain. New York, NY: PublicAffairs.

3. Dahl, R. E., & Forbes, E. E. (2010). Pubertal development and behavior: Hormonal activation of social and motivational tendencies. Brain and Cognition, 72(1), 66-72.

4. Steinberg, L. (2017). Adolescence (11th ed.). New York, NY: McGraw-Hill Education.

5. World Health Organization. (2014). Health for the World's Adolescents: A Second Chance in the Second Decade. Geneva, Switzerland: World Health Organization.

3.2. Acné y cuidado de la piel

Capítulo: Consultas frecuentes al médico de familia en adolescentes: Acné y cuidado de la piel

Introducción

El acné es una de las consultas más frecuentes en la adolescencia, afectando aproximadamente al 85% de los jóvenes entre 12 y 24 años (Bhate & Williams, 2013). Aunque no es una afección grave, puede tener un impacto significativo en la autoestima y la calidad de vida de los adolescentes. Este capítulo abordará las causas, síntomas, diagnóstico, tratamiento y prevención del acné, así como consejos para el cuidado de la piel en adolescentes.

1. ¿Qué es el acné y por qué es común en adolescentes?

El acné es una afección inflamatoria de la piel que se caracteriza por la aparición de espinillas, puntos negros, pápulas, pústulas, nódulos y quistes. Estas lesiones se producen debido a la obstrucción e inflamación de los folículos pilosos y las glándulas sebáceas, que son las encargadas de producir sebo, una sustancia grasa que lubrica la piel y el cabello.

La prevalencia del acné en adolescentes se debe principalmente a los cambios hormonales que ocurren durante la pubertad. Estos cambios aumentan la producción de sebo, lo que puede provocar la obstrucción de los poros y la proliferación de bacterias, como Propionibacterium acnes, que causan inflamación y la formación de lesiones (Dreno et al., 2018).

2. Factores de riesgo y causas del acné

Además de los cambios hormonales, existen otros factores que pueden contribuir al desarrollo del acné en adolescentes:

- Genética: la predisposición genética juega un papel importante en la aparición del acné. Si los padres tuvieron acné, es más probable que sus hijos también lo padezcan (Bhate & Williams, 2013).

- Dieta: aunque no existe una relación directa entre la dieta y el acné, algunos estudios sugieren que el consumo de alimentos con alto índice glucémico y productos lácteos puede agravar la afección (Burris et al., 2017).

- Estrés: el estrés puede aumentar la producción de sebo y empeorar el acné (Kurokawa et al., 2009).

- Uso de cosméticos: algunos productos cosméticos pueden obstruir los poros y provocar brotes de acné.

3. Síntomas y diagnóstico del acné

El acné se manifiesta a través de diferentes tipos de lesiones cutáneas, que pueden variar en severidad:

- Comedones: son los puntos negros y blancos que se forman cuando el sebo y las células muertas de la piel obstruyen los poros.

- Pápulas: son pequeñas protuberancias rojas e inflamadas que pueden ser sensibles al tacto.

- Pústulas: son pápulas que contienen pus en su interior.

- Nódulos: son lesiones más grandes y dolorosas que se encuentran en las capas más profundas de la piel.

- Quistes: son lesiones similares a los nódulos, pero contienen pus y pueden dejar cicatrices.

El diagnóstico del acné se realiza mediante la observación clínica de las lesiones cutáneas y la evaluación de la historia clínica del paciente. No se requieren pruebas de laboratorio para diagnosticar el acné.

4. Tratamiento del acné

El tratamiento del acné tiene como objetivo reducir la cantidad de lesiones, prevenir la formación de nuevas y minimizar las cicatrices. El tratamiento dependerá de la severidad del acné y puede incluir:

- Tratamientos tópicos: se aplican directamente sobre la piel y pueden contener ingredientes como peróxido de benzoilo, ácido salicílico, ácido azelaico, retinoides o antibióticos. Estos tratamientos ayudan a desobstruir los poros, reducir la inflamación y combatir las bacterias (Zaenglein et al., 2016).

- Tratamientos orales: en casos de acné moderado a severo, se pueden recetar antibióticos orales, como la tetraciclina o la eritromicina, para reducir la inflamación y combatir las bacterias. En mujeres, también se pueden utilizar anticonceptivos orales para regular las hormonas y disminuir la producción de sebo (Zaenglein et al., 2016).

- Isotretinoína: es un medicamento oral derivado de la vitamina A que se utiliza en casos de acné severo o resistente a otros tratamientos. La isotretinoína reduce la producción de sebo, la inflamación y la proliferación de bacterias, pero puede tener efectos secundarios graves, como malformaciones fetales, por lo que se debe utilizar bajo estricta supervisión médica (Zaenglein et al., 2016).

- Terapias complementarias: en algunos casos, se pueden utilizar terapias como la fototerapia, la terapia láser o la microdermoabrasión para mejorar la apariencia de la piel y reducir las cicatrices (Zaenglein et al., 2016).

5. Prevención y cuidado de la piel en adolescentes

Aunque no es posible prevenir completamente el acné, existen algunas medidas que pueden ayudar a reducir la aparición de lesiones y mantener la piel saludable:

- Limpieza: lavar la cara dos veces al día con un limpiador suave y agua tibia para eliminar el exceso de sebo y las células muertas de la piel.

- Hidratación: utilizar productos hidratantes no comedogénicos para mantener la piel hidratada sin obstruir los poros.

- Protección solar: aplicar protector solar con un factor de protección solar (FPS) de al menos 30 para proteger la piel de los daños causados por el sol.

- Evitar tocar o exprimir las lesiones: manipular las lesiones puede empeorar la inflamación y aumentar el riesgo de cicatrices.

- Dieta equilibrada: consumir una dieta rica en frutas, verduras, granos integrales y proteínas magras para mantener la piel saludable.

- Reducción del estrés: practicar técnicas de relajación, como la meditación o el yoga, para reducir el estrés y mejorar la salud de la piel.

Conclusión

El acné es una afección común en adolescentes que puede afectar su autoestima y calidad de vida. A través de un diagnóstico adecuado y un tratamiento personalizado, es posible controlar el acné y mejorar la apariencia de la piel. Además, adoptar hábitos saludables de cuidado de la piel puede ayudar a prevenir la aparición de lesiones y mantener la piel en óptimas condiciones.

Bibliografía

Bhate, K., & Williams, H. C. (2013). Epidemiology of acne vulgaris. The British Journal of Dermatology, 168(3), 474-485.

Burris, J., Rietkerk, W., & Woolf, K. (2017). Acne: the role of medical nutrition therapy. Journal of the Academy of Nutrition and Dietetics, 113(3), 416-430.

Dreno, B., Bagatin, E., Blume-Peytavi, U., Rocha, M., & Gollnick, H. (2018). Female type of adult acne: Physiological and psychological considerations and management. Journal of the European Academy of Dermatology and Venereology, 32(10), 1645-1652.

Kurokawa, I., Danby, F. W., Ju, Q., Wang, X., Xiang, L. F., Xia, L., ... & Nagy, I. (2009). New developments in our understanding of acne pathogenesis and treatment. Experimental Dermatology, 18(10), 821-832.

Zaenglein, A. L., Pathy, A. L., Schlosser, B. J., Alikhan, A., Baldwin, H. E., Berson, D. S., ... & Bhushan, R. (2016). Guidelines of care for the management of acne vulgaris. Journal of the American Academy of Dermatology, 74(5), 945-973.

3.3. Trastornos alimentarios

Capítulo: Consultas frecuentes al médico de familia en adolescentes: Trastornos alimentarios

Introducción

Los trastornos alimentarios son enfermedades mentales que afectan la forma en que una persona se relaciona con la comida y su cuerpo. Estos trastornos pueden tener consecuencias graves para la salud física y mental de los adolescentes, y es fundamental que los padres, educadores y profesionales de la salud estén informados sobre los signos y síntomas de estos trastornos, así como sobre las opciones de tratamiento disponibles.

En este capítulo, exploraremos los trastornos alimentarios más comunes en adolescentes, incluyendo la anorexia nerviosa, la bulimia nerviosa y el trastorno por atracón. También discutiremos las causas y factores de riesgo asociados con estos trastornos, cómo identificarlos y las opciones de tratamiento disponibles.

1. Anorexia nerviosa

La anorexia nerviosa es un trastorno alimentario caracterizado por un peso corporal extremadamente bajo, un miedo intenso a ganar peso y una percepción distorsionada del propio cuerpo. Las personas con anorexia pueden restringir severamente su ingesta de alimentos, ejercitarse en exceso o utilizar otros métodos para perder peso, como el uso de laxantes o diuréticos.

1.1. Causas y factores de riesgo

Las causas exactas de la anorexia nerviosa son desconocidas, pero se cree que una combinación de factores biológicos, psicológicos y ambientales contribuyen al desarrollo del trastorno. Algunos factores de riesgo incluyen:

- Antecedentes familiares de trastornos alimentarios, depresión u otros problemas de salud mental
- Presión social y cultural para ser delgado

- Baja autoestima y perfeccionismo
- Experiencias de abuso o trauma

1.2. Signos y síntomas

Los signos y síntomas de la anorexia nerviosa pueden variar, pero a menudo incluyen:

- Pérdida de peso significativa
- Miedo intenso a ganar peso
- Restricción severa de la ingesta de alimentos
- Ejercicio excesivo
- Amenorrea (ausencia de menstruación) en mujeres
- Fatiga y debilidad
- Sensación de frío constante
- Cambios en la piel, como sequedad o coloración amarillenta
- Problemas de concentración y memoria

1.3. Tratamiento

El tratamiento de la anorexia nerviosa puede ser un proceso largo y desafiante, pero es esencial para prevenir complicaciones graves y potencialmente mortales. El tratamiento puede incluir:

- Terapia individual, familiar y grupal para abordar los problemas subyacentes y mejorar la relación con la comida y el cuerpo
- Nutrición y asesoramiento dietético para ayudar a restaurar el peso y establecer patrones de alimentación saludables
- Medicamentos para tratar síntomas coexistentes, como la depresión o la ansiedad
- Hospitalización en casos severos o cuando la vida del paciente está en peligro

2. Bulimia nerviosa

La bulimia nerviosa es un trastorno alimentario caracterizado por episodios recurrentes de atracones de comida seguidos de comportamientos compensatorios, como el vómito autoinducido, el uso de laxantes o diuréticos, el ayuno o el ejercicio excesivo.

2.1. Causas y factores de riesgo

Al igual que con la anorexia nerviosa, las causas exactas de la bulimia nerviosa son desconocidas, pero se cree que una combinación de factores biológicos, psicológicos y ambientales contribuyen al desarrollo del trastorno. Algunos factores de riesgo incluyen:

- Antecedentes familiares de trastornos alimentarios, depresión u otros problemas de salud mental
- Presión social y cultural para ser delgado
- Baja autoestima y perfeccionismo
- Experiencias de abuso o trauma

2.2. Signos y síntomas

Los signos y síntomas de la bulimia nerviosa pueden incluir:

- Episodios recurrentes de atracones de comida, seguidos de comportamientos compensatorios
- Preocupación excesiva por el peso y la apariencia física
- Cambios en el peso corporal
- Problemas dentales, como erosión del esmalte dental y caries
- Problemas gastrointestinales, como estreñimiento o dolor abdominal
- Fatiga y debilidad
- Cambios en el estado de ánimo, como irritabilidad, ansiedad o depresión

2.3. Tratamiento

El tratamiento de la bulimia nerviosa puede incluir:

- Terapia individual, familiar y grupal para abordar los problemas subyacentes y mejorar la relación con la comida y el cuerpo
- Nutrición y asesoramiento dietético para establecer patrones de alimentación saludables
- Medicamentos para tratar síntomas coexistentes, como la depresión o la ansiedad

3. Trastorno por atracón

El trastorno por atracón es un trastorno alimentario caracterizado por episodios recurrentes de atracones de comida sin los comportamientos compensatorios asociados con la bulimia nerviosa. Las personas con trastorno por atracón pueden sentirse fuera de control durante los episodios de atracón y experimentar sentimientos de vergüenza, culpa y angustia después de los atracones.

3.1. Causas y factores de riesgo

Las causas exactas del trastorno por atracón son desconocidas, pero se cree que una combinación de factores biológicos, psicológicos y ambientales contribuyen al desarrollo del trastorno. Algunos factores de riesgo incluyen:

- Antecedentes familiares de trastornos alimentarios, depresión u otros problemas de salud mental
- Presión social y cultural para ser delgado
- Baja autoestima y perfeccionismo
- Experiencias de abuso o trauma

3.2. Signos y síntomas

Los signos y síntomas del trastorno por atracón pueden incluir:

- Episodios recurrentes de atracones de comida, con una sensación de falta de control
- Comer en secreto o esconder alimentos
- Sentimientos de vergüenza, culpa y angustia después de los atracones
- Aumento de peso o problemas de peso

3.3. Tratamiento

El tratamiento del trastorno por atracón puede incluir:

- Terapia individual, familiar y grupal para abordar los problemas subyacentes y mejorar la relación con la comida y el cuerpo
- Nutrición y asesoramiento dietético para establecer patrones de alimentación saludables
- Medicamentos para tratar síntomas coexistentes, como la depresión o la ansiedad

Conclusión

Los trastornos alimentarios en adolescentes son condiciones serias y potencialmente mortales que requieren atención médica y tratamiento. Si sospecha que su hijo o alguien que conoce puede estar experimentando un trastorno alimentario, es fundamental buscar ayuda de un profesional de la salud lo antes posible.

Bibliografía

1. American Psychiatric Association. (2013). Diagnostic and statistical manual of mental disorders (5th ed.). Arlington, VA: American Psychiatric Publishing.
2. National Eating Disorders Association. (n.d.). What are eating disorders? Retrieved from https://www.nationaleatingdisorders.org/what-are-eating-disorders
3. National Institute of Mental Health. (2018). Eating disorders. Retrieved from https://www.nimh.nih.gov/health/topics/eating-disorders/index.shtml
4. Smink, F. R., van Hoeken, D., & Hoek, H. W. (2012). Epidemiology of eating disorders: Incidence, prevalence and mortality rates. Current Psychiatry Reports, 14(4), 406-414.

3.4. Salud sexual y reproductiva

Capítulo: Consultas frecuentes al médico de familia en adolescentes: Salud sexual y reproductiva

Introducción

La adolescencia es una etapa de la vida caracterizada por cambios físicos, emocionales y sociales significativos. Durante este período, los jóvenes comienzan a explorar y desarrollar su identidad sexual y a enfrentarse a situaciones relacionadas con la salud sexual y reproductiva. Es fundamental que los adolescentes cuenten con información precisa y apoyo adecuado para tomar decisiones informadas y responsables en este ámbito.

El médico de familia juega un papel crucial en la promoción de la salud sexual y reproductiva de los adolescentes, ya que es el profesional de la salud al que suelen acudir en busca de orientación y consejo. Este capítulo abordará las consultas más frecuentes que los adolescentes realizan a su médico de familia en relación con la salud sexual y reproductiva, y proporcionará información y recomendaciones para abordar estos temas de manera efectiva y comprensible.

1. Cambios físicos y emocionales en la pubertad

La pubertad es el proceso mediante el cual los niños y niñas se convierten en adultos sexualmente maduros. Durante este período, se producen cambios físicos y emocionales significativos, como el crecimiento de los órganos sexuales, el desarrollo de características sexuales secundarias y el inicio de la menstruación en las niñas y la producción de espermatozoides en los niños.

Los adolescentes suelen tener preguntas y preocupaciones sobre estos cambios, y es importante que el médico de familia esté preparado para abordar estos temas de manera clara y comprensible. Algunas consultas frecuentes en este ámbito incluyen:

- ¿Cuándo comenzará la pubertad y cuánto tiempo durará?
- ¿Qué cambios físicos y emocionales puedo esperar durante la pubertad?
- ¿Es normal experimentar dolor o molestias durante el crecimiento y desarrollo?
- ¿Cómo puedo manejar los cambios emocionales y las fluctuaciones hormonales?

2. Educación sexual y prevención de enfermedades de transmisión sexual (ETS)

La educación sexual es un aspecto fundamental de la salud sexual y reproductiva de los adolescentes. El médico de familia debe estar preparado para proporcionar información precisa y actualizada sobre temas como la anatomía y fisiología sexual, las relaciones sexuales, la anticoncepción y la prevención de enfermedades de transmisión sexual (ETS).

Algunas consultas frecuentes en este ámbito incluyen:

- ¿Cuáles son las diferentes formas de anticoncepción y cómo funcionan?
- ¿Cuál es la mejor opción anticonceptiva para mí?
- ¿Cómo puedo protegerme de las enfermedades de transmisión sexual (ETS)?
- ¿Cuáles son los síntomas de las ETS y qué debo hacer si creo que tengo una?

3. Relaciones sexuales y consentimiento

El inicio de las relaciones sexuales es un tema común de consulta entre los adolescentes. Es fundamental que el médico de familia aborde este tema de manera abierta y sin prejuicios, proporcionando información sobre el consentimiento, la comunicación y el respeto en las relaciones sexuales.

Algunas consultas frecuentes en este ámbito incluyen:

- ¿Cuándo es el momento adecuado para comenzar a tener relaciones sexuales?
- ¿Cómo puedo asegurarme de que mi pareja y yo estamos listos para tener relaciones sexuales?
- ¿Qué es el consentimiento y cómo puedo asegurarme de obtenerlo y darlo en una relación sexual?
- ¿Cómo puedo comunicarme con mi pareja sobre mis deseos y límites sexuales?

4. Embarazo y planificación familiar

El embarazo en la adolescencia es un tema de gran preocupación tanto para los jóvenes como para sus familias. El médico de familia debe estar preparado para abordar este tema de manera comprensiva y proporcionar información sobre la prevención del embarazo, las opciones en caso de embarazo no planificado y la planificación familiar.

Algunas consultas frecuentes en este ámbito incluyen:

- ¿Cuáles son los signos y síntomas del embarazo?
- ¿Cómo puedo saber si estoy embarazada y qué debo hacer si creo que lo estoy?
- ¿Cuáles son mis opciones en caso de embarazo no planificado?
- ¿Cómo puedo planificar mi vida familiar de manera responsable?

5. Salud mental y bienestar emocional

La salud mental y el bienestar emocional son aspectos fundamentales de la salud sexual y reproductiva de los adolescentes. El médico de familia debe estar preparado para abordar temas como la autoestima, la imagen corporal, el estrés y la ansiedad relacionados con la sexualidad y las relaciones.

Algunas consultas frecuentes en este ámbito incluyen:

- ¿Cómo puedo mejorar mi autoestima y aceptar mi cuerpo tal como es?
- ¿Cómo puedo manejar el estrés y la ansiedad relacionados con la sexualidad y las relaciones?
- ¿Cuándo debo buscar ayuda profesional para problemas de salud mental relacionados con la sexualidad y las relaciones?

Conclusión

La salud sexual y reproductiva es un aspecto fundamental de la vida de los adolescentes, y el médico de familia juega un papel crucial en la promoción de una sexualidad sana y responsable. Al abordar las consultas frecuentes de los adolescentes en este ámbito, el médico de familia puede contribuir a mejorar su bienestar físico, emocional y social.

Bibliografía

1. American Academy of Pediatrics. (2018). Bright Futures: Guidelines for Health Supervision of Infants, Children, and Adolescents, Fourth Edition. Elk Grove Village, IL: American Academy of Pediatrics.

2. World Health Organization. (2018). Adolescent friendly health services: An agenda for change. Geneva: World Health Organization.

3. Ozer, E. M., Adams, S. H., & Irwin, C. E. (2018). The health of adolescents and young adults: A global perspective. In R. M. Kliegman, B. F. Stanton, J. W. St. Geme, & N. F. Schor (Eds.), Nelson Textbook of Pediatrics (20th ed., pp. 2359-2365). Philadelphia, PA: Elsevier.

4. Ott, M. A., & Sucato, G. S. (2014). Contraception for adolescents. Pediatrics, 134(4), e1257-e1281.

5. Centers for Disease Control and Prevention. (2015). Sexually transmitted diseases treatment guidelines, 2015. MMWR Recommendations and Reports, 64(RR-03), 1-137.

3.5. Prevención de adicciones

Capítulo: Consultas frecuentes al médico de familia en adolescentes: Prevención de adicciones

Introducción

La adolescencia es una etapa de la vida caracterizada por cambios físicos, emocionales y sociales. Durante este período, los jóvenes experimentan una mayor necesidad de independencia y autonomía, lo que puede llevar a la experimentación con sustancias adictivas. La prevención de adicciones en adolescentes es un tema de gran importancia para los médicos de familia, ya que el consumo de drogas y alcohol en esta etapa de la vida puede tener consecuencias a largo plazo en la salud física y mental de los jóvenes.

En este capítulo, abordaremos las consultas más frecuentes que los médicos de familia reciben en relación con la prevención de adicciones en adolescentes. Además, proporcionaremos información sobre las sustancias adictivas más comunes, los factores de riesgo y protección, y las estrategias de prevención y tratamiento.

1. ¿Cuáles son las sustancias adictivas más comunes entre los adolescentes?

Las sustancias adictivas más comunes entre los adolescentes incluyen el alcohol, el tabaco, la marihuana, los inhalantes, los medicamentos recetados y de venta libre, y las drogas ilícitas como la cocaína, las metanfetaminas y los opiáceos. Cada una de estas sustancias tiene efectos diferentes en el organismo y puede generar dependencia física y/o psicológica.

2. ¿Cuáles son los factores de riesgo para el consumo de sustancias adictivas en adolescentes?

Los factores de riesgo para el consumo de sustancias adictivas en adolescentes pueden ser de índole individual, familiar, escolar, comunitaria y social. Algunos de los factores de riesgo más comunes incluyen:

- Baja autoestima
- Dificultades en el manejo del estrés
- Historia familiar de abuso de sustancias
- Falta de supervisión y apoyo por parte de los padres
- Exposición a la violencia y el abuso
- Presión de grupo para consumir drogas o alcohol
- Acceso fácil a sustancias adictivas
- Falta de actividades recreativas y oportunidades de desarrollo personal

3. ¿Cuáles son los factores de protección contra el consumo de sustancias adictivas en adolescentes?

Los factores de protección son aquellos que disminuyen la probabilidad de que un adolescente consuma sustancias adictivas. Algunos de los factores de protección más importantes incluyen:

- Alta autoestima
- Habilidades de comunicación y resolución de conflictos
- Relaciones familiares sólidas y estables
- Supervisión y apoyo por parte de los padres
- Participación en actividades extracurriculares y deportivas
- Vínculos con adultos y compañeros que no consumen drogas o alcohol
- Conocimiento sobre los riesgos y consecuencias del consumo de sustancias adictivas

4. ¿Cómo puedo hablar con mi hijo adolescente sobre las drogas y el alcohol?

Hablar con los adolescentes sobre las drogas y el alcohol puede ser un desafío, pero es fundamental para prevenir el consumo de sustancias adictivas. Algunas recomendaciones para abordar este tema con los jóvenes incluyen:

- Establecer un ambiente de confianza y apertura, en el que el adolescente se sienta cómodo para expresar sus opiniones y preocupaciones.
- Informarse sobre las sustancias adictivas y sus efectos, para poder responder a las preguntas y desmentir mitos.
- Escuchar activamente al adolescente, sin juzgar ni minimizar sus experiencias.
- Expresar preocupación y empatía, en lugar de enojarse o culpar al joven.
- Establecer límites y expectativas claras en relación con el consumo de drogas y alcohol.
- Fomentar la participación del adolescente en actividades que le interesen y le ayuden a desarrollar habilidades y relaciones positivas.

5. ¿Cuáles son las señales de alerta de que un adolescente puede estar consumiendo sustancias adictivas?

Algunas señales de alerta de que un adolescente puede estar consumiendo sustancias adictivas incluyen:

- Cambios en el rendimiento escolar, como bajas calificaciones o ausentismo
- Cambios en el comportamiento, como irritabilidad, apatía o secretismo
- Pérdida de interés en actividades que antes disfrutaba
- Cambios en las amistades y en la relación con la familia

- Cambios en el aspecto físico, como ojeras, pérdida de peso o descuido en la higiene personal
- Presencia de objetos relacionados con el consumo de drogas o alcohol, como pipas, jeringas o envases vacíos

6. ¿Qué puedo hacer si sospecho que mi hijo adolescente está consumiendo sustancias adictivas?

Si sospecha que su hijo adolescente está consumiendo sustancias adictivas, es importante abordar el tema de manera abierta y honesta. Algunas acciones que puede tomar incluyen:

- Hablar con su hijo sobre sus preocupaciones y observaciones, sin juzgar ni culpar.
- Consultar con un médico de familia o un especialista en adicciones para obtener orientación y apoyo.
- Buscar información sobre programas de prevención y tratamiento en su comunidad.
- Establecer límites y consecuencias claras en relación con el consumo de drogas y alcohol.
- Fomentar la participación del adolescente en actividades que le ayuden a desarrollar habilidades y relaciones positivas.

7. ¿Cuáles son las opciones de tratamiento para los adolescentes con problemas de adicciones?

El tratamiento para los adolescentes con problemas de adicciones debe ser individualizado y adaptado a las necesidades específicas de cada joven. Algunas opciones de tratamiento incluyen:

- Terapia individual, familiar o grupal, para abordar los factores subyacentes del consumo de sustancias adictivas y desarrollar habilidades de afrontamiento y prevención de recaídas.

- Programas de educación y prevención, para aumentar el conocimiento sobre los riesgos y consecuencias del consumo de drogas y alcohol.
- Medicamentos, en algunos casos, para tratar síntomas de abstinencia o trastornos coexistentes, como la ansiedad o la depresión.
- Apoyo de grupos de autoayuda, como Alcohólicos Anónimos o Narcóticos Anónimos, para compartir experiencias y recibir apoyo de otros jóvenes en situación similar.

Conclusión

La prevención de adicciones en adolescentes es un tema de gran relevancia para los médicos de familia, ya que el consumo de drogas y alcohol en esta etapa de la vida puede tener consecuencias a largo plazo en la salud física y mental de los jóvenes. Al estar informados sobre las sustancias adictivas, los factores de riesgo y protección, y las estrategias de prevención y tratamiento, los médicos de familia pueden desempeñar un papel crucial en la promoción de la salud y el bienestar de los adolescentes y sus familias.

Bibliografía

1. American Academy of Pediatrics. (2016). Substance use screening, brief intervention, and referral to treatment. Pediatrics, 138(1), e20161211.
2. National Institute on Drug Abuse. (2020). Preventing drug use among children and adolescents: A research-based guide for parents, educators, and community leaders. Retrieved from https://www.drugabuse.gov/publications/preventing-drug-use-among-children-adolescents
3. Substance Abuse and Mental Health Services Administration. (2019). Tip 42: Substance use treatment

for persons with co-occurring disorders. Retrieved from
https://store.samhsa.gov/product/TIP-42-Substance-Use-
Treatment-for-Persons-With-Co-Occurring-
Disorders/PEP20-02-01-004
4. World Health Organization. (2018). Adolescent health.
Retrieved from https://www.who.int/health-
topics/adolescent-health

Capítulo 4: Consultas frecuentes en adultos

Capítulo 1: Consultas frecuentes al médico de familia en adultos: Introducción

1.1. Introducción

El médico de familia es el primer contacto que la mayoría de las personas tienen con el sistema de salud. Este profesional de la medicina se encarga de atender a pacientes de todas las edades, desde recién nacidos hasta ancianos, y de tratar una amplia variedad de problemas de salud. En este capítulo, nos centraremos en las consultas más frecuentes que los adultos realizan a su médico de familia.

El objetivo de este capítulo es proporcionar información básica y práctica sobre las consultas más comunes que los adultos realizan a su médico de familia. Se abordarán temas como la prevención de enfermedades, el diagnóstico y tratamiento de afecciones comunes, y la promoción de la salud y el bienestar en general. También se incluirán consejos y recomendaciones para mejorar la comunicación con el médico de familia y aprovechar al máximo las consultas médicas.

1.2. El papel del médico de familia en la atención a adultos

El médico de familia es un especialista en medicina general que se encarga de atender a pacientes de todas las edades y de tratar una amplia variedad de problemas de salud. En el caso de los adultos, el médico de familia desempeña un papel fundamental en la prevención, diagnóstico y tratamiento de enfermedades, así como en la promoción de la salud y el bienestar en general.

Entre las funciones más importantes del médico de familia en la atención a adultos se encuentran:

- Realizar chequeos médicos periódicos para evaluar el estado de salud general del paciente y detectar posibles problemas de salud antes de que se conviertan en enfermedades graves.
- Diagnosticar y tratar enfermedades y afecciones comunes, como infecciones, alergias, trastornos digestivos, enfermedades cardiovasculares, enfermedades respiratorias, trastornos del sueño, problemas de salud mental, entre otros.
- Coordinar la atención médica del paciente con otros especialistas, en caso de que sea necesario.
- Prescribir y ajustar medicamentos, según las necesidades del paciente.
- Brindar consejos y recomendaciones sobre hábitos de vida saludables, como alimentación, ejercicio, control del estrés y prevención de enfermedades.
- Realizar pruebas de detección de enfermedades, como análisis de sangre, radiografías, electrocardiogramas, entre otros.
- Brindar apoyo emocional y orientación a los pacientes y sus familias en momentos difíciles, como el diagnóstico de una enfermedad grave o la pérdida de un ser querido.

1.3. Consultas frecuentes al médico de familia en adultos

A continuación, se presentan algunas de las consultas más frecuentes que los adultos realizan a su médico de familia:

1.3.1. Chequeos médicos periódicos

Los chequeos médicos periódicos son fundamentales para mantener una buena salud y prevenir enfermedades. Durante estas consultas, el médico de familia evalúa el estado de salud general del paciente, realiza pruebas de detección de enfermedades y brinda consejos y recomendaciones sobre hábitos de vida saludables.

1.3.2. Infecciones

Las infecciones son una causa común de consulta al médico de familia. Estas pueden ser causadas por bacterias, virus, hongos o parásitos y afectar diferentes partes del cuerpo, como la garganta, los oídos, los senos paranasales, el tracto urinario, la piel, entre otros. El médico de familia se encarga de diagnosticar y tratar las infecciones, así como de brindar consejos para prevenir su aparición y propagación.

1.3.3. Alergias

Las alergias son reacciones del sistema inmunológico a sustancias que, en general, no son perjudiciales para la mayoría de las personas. Los síntomas de las alergias pueden variar desde leves, como estornudos y picazón en los ojos, hasta graves, como dificultad para respirar y shock anafiláctico. El médico de familia puede diagnosticar y tratar las alergias, así como brindar consejos para evitar la exposición a alérgenos y controlar los síntomas.

1.3.4. Trastornos digestivos

Los trastornos digestivos son problemas de salud que afectan el sistema digestivo, como el reflujo gastroesofágico, la gastritis, el síndrome del intestino irritable, la enfermedad inflamatoria intestinal, entre otros. El médico de familia puede diagnosticar y tratar estos trastornos, así como brindar consejos sobre hábitos de vida saludables que ayuden a mejorar la función digestiva.

1.3.5. Enfermedades cardiovasculares

Las enfermedades cardiovasculares son un grupo de trastornos que afectan el corazón y los vasos sanguíneos, como la hipertensión arterial, la enfermedad coronaria, la insuficiencia cardíaca, entre otros. El médico de familia puede diagnosticar y tratar estas enfermedades, así como brindar consejos sobre hábitos de vida saludables que ayuden a prevenir su aparición y progresión.

1.3.6. Enfermedades respiratorias

Las enfermedades respiratorias son trastornos que afectan los pulmones y las vías respiratorias, como el asma, la enfermedad pulmonar obstructiva crónica (EPOC), la neumonía, entre otros. El médico de familia puede diagnosticar y tratar estas enfermedades, así como brindar consejos sobre hábitos de vida saludables que ayuden a mejorar la función respiratoria y prevenir complicaciones.

1.3.7. Trastornos del sueño

Los trastornos del sueño son problemas que afectan la calidad, cantidad o momento del sueño, como el insomnio, la apnea del sueño, el síndrome de piernas inquietas, entre otros. El médico de familia puede diagnosticar y tratar estos trastornos, así como brindar consejos sobre hábitos de vida saludables que ayuden a mejorar la calidad del sueño.

1.3.8. Problemas de salud mental

Los problemas de salud mental son trastornos que afectan el pensamiento, el estado de ánimo y el comportamiento, como la depresión, la ansiedad, el trastorno bipolar, entre otros. El médico de familia puede diagnosticar y tratar estos problemas, así como brindar apoyo emocional y orientación a los pacientes y sus familias.

1.4. Consejos para aprovechar al máximo las consultas médicas

Para aprovechar al máximo las consultas médicas, es importante seguir estos consejos:

- Preparar una lista de preguntas y preocupaciones antes de la consulta.
- Llevar un registro de los síntomas, medicamentos y tratamientos previos.
- Ser honesto y abierto con el médico de familia sobre los síntomas, preocupaciones y hábitos de vida.
- Escuchar atentamente las explicaciones y recomendaciones del médico de familia.
- No tener miedo de hacer preguntas o pedir aclaraciones si algo no se entiende.
- Seguir las recomendaciones del médico de familia y comunicar cualquier cambio en los síntomas o efectos secundarios de los medicamentos.

1.5. Conclusión

El médico de familia desempeña un papel fundamental en la atención a adultos, ya que se encarga de prevenir, diagnosticar y tratar una amplia variedad de problemas de salud. Conocer las consultas más frecuentes que los adultos realizan a su médico de familia y seguir los consejos para aprovechar al máximo las consultas médicas puede ayudar a mejorar la salud y el bienestar en general.

Bibliografía

1. American Academy of Family Physicians. (2021). Family Doctor: Your Essential Guide to Health and Well-being. Leawood, KS: AAFP.

2. Rakel, R. E., & Rakel, D. P. (2015). Textbook of Family Medicine (9th ed.). Philadelphia, PA: Elsevier Saunders.
3. McWhinney, I. R., & Freeman, T. (2009). Textbook of Family Medicine (3rd ed.). New York, NY: Oxford University Press.
4. Starfield, B., Shi, L., & Macinko, J. (2005). Contribution of primary care to health systems and health. The Milbank Quarterly, 83(3), 457-502.

4.1. Control de enfermedades crónicas (hipertensión, diabetes, etc.)

4.2. Salud mental y manejo del estrés

Capítulo: Consultas frecuentes al médico de familia en adultos: Salud mental y manejo del estrés

Introducción

La salud mental es un aspecto fundamental en la vida de las personas, ya que influye en su bienestar emocional, social y físico. El médico de familia es el primer contacto que tienen los pacientes con el sistema de salud y, por lo tanto, es fundamental que estén preparados para abordar las consultas relacionadas con la salud mental y el manejo del estrés. En este capítulo, se describirán las consultas más frecuentes en adultos relacionadas con la salud mental y el manejo del estrés, así como las estrategias y herramientas que el médico de familia puede utilizar para ayudar a sus pacientes a enfrentar estos problemas.

1. Ansiedad

La ansiedad es una respuesta normal del organismo ante situaciones de incertidumbre, peligro o estrés. Sin embargo, cuando la ansiedad se vuelve crónica o excesiva, puede afectar negativamente la calidad de vida de las personas. Los síntomas de la ansiedad pueden incluir preocupación constante, inquietud, dificultad para concentrarse, irritabilidad, tensión muscular y problemas de sueño.

1.1. Trastorno de ansiedad generalizada (TAG)

El trastorno de ansiedad generalizada se caracteriza por una preocupación excesiva y persistente que es difícil de controlar y que afecta el funcionamiento diario de la persona. El médico de familia debe evaluar la presencia de síntomas de ansiedad, así como descartar posibles causas orgánicas o efectos secundarios de medicamentos.

1.2. Trastorno de pánico

El trastorno de pánico se manifiesta a través de ataques de pánico recurrentes e inesperados, que son episodios intensos de miedo o malestar acompañados de síntomas físicos y cognitivos. El médico de familia debe estar atento a los síntomas de pánico y brindar apoyo y orientación a los pacientes para manejar estos episodios.

1.3. Fobia social

La fobia social es un trastorno de ansiedad caracterizado por un miedo intenso y persistente a situaciones sociales en las que la persona puede ser evaluada negativamente por los demás. El médico de familia debe identificar los síntomas de fobia social y brindar apoyo y orientación para ayudar a los pacientes a enfrentar sus miedos y mejorar sus habilidades sociales.

2. Depresión

La depresión es un trastorno del estado de ánimo que se caracteriza por una tristeza persistente, pérdida de interés en actividades que antes eran placenteras, cambios en el apetito y el sueño, fatiga, sentimientos de culpa o inutilidad, dificultad para concentrarse y pensamientos de muerte o suicidio. El médico de familia debe estar atento a los síntomas de depresión y brindar apoyo y orientación a los pacientes para manejar este trastorno.

2.1. Depresión mayor

La depresión mayor es un trastorno del estado de ánimo que se caracteriza por episodios de depresión que duran al menos dos semanas y que afectan significativamente el funcionamiento diario de la persona. El médico de familia debe evaluar la presencia de síntomas de depresión mayor y brindar apoyo y orientación para ayudar a los pacientes a manejar este trastorno.

2.2. Trastorno distímico (trastorno depresivo persistente)

El trastorno distímico es un trastorno del estado de ánimo que se caracteriza por síntomas de depresión crónica y de menor intensidad que la depresión mayor. El médico de familia debe evaluar la presencia de síntomas de trastorno distímico y brindar apoyo y orientación para ayudar a los pacientes a manejar este trastorno.

3. Trastorno de estrés postraumático (TEPT)

El trastorno de estrés postraumático es un trastorno de ansiedad que puede desarrollarse después de experimentar un evento traumático, como un accidente, un desastre natural, un acto de violencia o abuso. Los síntomas del TEPT pueden incluir recuerdos recurrentes e intrusivos del evento traumático, pesadillas, evitación de situaciones que recuerden el trauma, cambios en el estado de ánimo y la reactividad, y síntomas de ansiedad y depresión. El médico de familia debe estar atento a los síntomas de TEPT y brindar apoyo y orientación a los pacientes para manejar este trastorno.

4. Trastornos del sueño

Los trastornos del sueño son problemas comunes que afectan la calidad y cantidad del sueño, lo que puede tener un impacto negativo en la salud física y mental de las personas. Los trastornos del sueño más comunes incluyen insomnio, apnea del sueño, síndrome de piernas inquietas y trastorno del sueño REM. El médico de familia debe evaluar la presencia de síntomas de trastornos del sueño y brindar apoyo y orientación para ayudar a los pacientes a manejar estos problemas.

5. Manejo del estrés

El estrés es una respuesta normal del organismo ante situaciones de desafío o amenaza. Sin embargo, cuando el estrés se vuelve crónico o excesivo, puede afectar negativamente la salud física y mental de las personas. El médico de familia debe brindar apoyo y orientación a los pacientes para manejar el estrés, incluyendo estrategias de relajación, técnicas de manejo del tiempo, ejercicio físico y terapia cognitivo-conductual.

6. Prevención y promoción de la salud mental

El médico de familia tiene un rol fundamental en la prevención y promoción de la salud mental de sus pacientes. Esto incluye la identificación temprana de factores de riesgo y síntomas de trastornos mentales, la promoción de estilos de vida saludables, la educación sobre la importancia de la salud mental y el apoyo emocional a los pacientes y sus familias.

Bibliografía

1. American Psychiatric Association. (2013). Diagnostic and Statistical Manual of Mental Disorders (5th ed.). Arlington, VA: American Psychiatric Publishing.

2. Kessler, R. C., Chiu, W. T., Demler, O., & Walters, E. E. (2005). Prevalence, severity, and comorbidity of 12-month DSM-IV disorders in the National Comorbidity Survey Replication. Archives of General Psychiatry, 62(6), 617-627.

3. World Health Organization. (2017). Depression and Other Common Mental Disorders: Global Health Estimates. Geneva: World Health Organization.

4. National Institute of Mental Health. (2019). Mental Health Information. Retrieved from https://www.nimh.nih.gov/health/index.shtml

5. Royal Australian College of General Practitioners. (2016). Guidelines for preventive activities in general practice (9th ed.). East Melbourne, VIC: RACGP.

4.3. Cuidado de la piel y prevención del envejecimiento

Capítulo: Consultas frecuentes al médico de familia en adultos: Cuidado de la piel y prevención del envejecimiento

Introducción

La piel es el órgano más grande del cuerpo humano y cumple funciones vitales como proteger al organismo de agentes externos, regular la temperatura y permitir la percepción del tacto. A medida que envejecemos, la piel experimenta cambios naturales que pueden afectar su apariencia y salud. En este capítulo, abordaremos las consultas más frecuentes relacionadas con el cuidado de la piel y la prevención del envejecimiento en adultos, así como consejos y tratamientos para mantener una piel sana y radiante.

1. ¿Cuáles son los cambios más comunes en la piel a medida que envejecemos?

A medida que envejecemos, la piel experimenta una serie de cambios naturales que pueden afectar su apariencia y salud. Algunos de estos cambios incluyen:

- Pérdida de elasticidad: La producción de colágeno y elastina disminuye con la edad, lo que provoca que la piel se vuelva menos elástica y más propensa a la formación de arrugas y pliegues.

- Disminución de la capacidad de retención de humedad: La piel se vuelve más seca y puede presentar descamación o picazón.

- Aparición de manchas y pigmentación irregular: La exposición al sol y otros factores ambientales pueden causar la aparición de manchas oscuras y áreas de pigmentación irregular en la piel.

- Reducción de la capacidad de regeneración celular: La velocidad a la que se renuevan las células de la piel disminuye con la edad, lo que puede provocar una piel más delgada y frágil.

2. ¿Cómo puedo prevenir el envejecimiento prematuro de la piel?

La prevención del envejecimiento prematuro de la piel comienza con la adopción de hábitos saludables y la protección contra factores ambientales dañinos. Algunas medidas que puedes tomar para cuidar tu piel y prevenir el envejecimiento prematuro incluyen:

- Protección solar: La exposición al sol es uno de los principales factores que contribuyen al envejecimiento prematuro de la piel. Utiliza protector solar con un factor de protección solar (FPS) de al menos 30 en todas las áreas expuestas al sol, incluso en días nublados.

- Hidratación: Mantén tu piel hidratada bebiendo suficiente agua y utilizando productos hidratantes adecuados para tu tipo de piel.

- Dieta equilibrada: Una dieta rica en frutas, verduras, proteínas magras y grasas saludables puede ayudar a mantener la piel nutrida y saludable.

- Evitar el tabaco y el alcohol: El consumo de tabaco y alcohol puede acelerar el proceso de envejecimiento de la piel y aumentar el riesgo de desarrollar problemas cutáneos.

- Dormir lo suficiente: La falta de sueño puede afectar la salud de la piel y contribuir al envejecimiento prematuro. Asegúrate de dormir entre 7 y 9 horas cada noche.

3. ¿Cuáles son los tratamientos más efectivos para reducir las arrugas y líneas de expresión?

Existen varios tratamientos disponibles para reducir la apariencia de arrugas y líneas de expresión, que varían en función de la profundidad y ubicación de las arrugas, así como de las preferencias y necesidades individuales. Algunos de los tratamientos más efectivos incluyen:

- Cremas y sueros antiarrugas: Estos productos contienen ingredientes activos como retinol, ácido hialurónico y péptidos que pueden ayudar a estimular la producción de colágeno y mejorar la elasticidad de la piel.

- Exfoliación química: Este tratamiento implica la aplicación de una solución química en la piel para eliminar las capas superiores de células muertas y estimular la regeneración celular.

- Microdermoabrasión: Este procedimiento utiliza pequeños cristales para exfoliar suavemente la superficie de la piel y promover la producción de colágeno y elastina.

- Terapia con láser: La terapia con láser utiliza luz concentrada para estimular la producción de colágeno y mejorar la textura y apariencia de la piel.

- Inyecciones de toxina botulínica (Botox): Las inyecciones de Botox pueden ayudar a relajar los músculos faciales y reducir la apariencia de líneas de expresión y arrugas.

Es importante consultar con un médico o dermatólogo antes de someterse a cualquier tratamiento para determinar cuál es el más adecuado para tu situación y necesidades específicas.

4. ¿Cómo puedo tratar y prevenir las manchas oscuras y la pigmentación irregular?

Las manchas oscuras y la pigmentación irregular pueden ser causadas por diversos factores, como la exposición al sol, el envejecimiento y las fluctuaciones hormonales. Para tratar y prevenir estos problemas cutáneos, puedes seguir los siguientes consejos:

- Protección solar: Utiliza protector solar con un FPS de al menos 30 en todas las áreas expuestas al sol para prevenir la aparición de manchas oscuras y pigmentación irregular.

- Exfoliación regular: La exfoliación ayuda a eliminar las células muertas de la piel y a mejorar la apariencia de manchas oscuras y pigmentación irregular. Utiliza un exfoliante suave una o dos veces por semana.

- Tratamientos tópicos: Los productos que contienen ingredientes como hidroquinona, ácido kójico y ácido glicólico pueden ayudar a aclarar las manchas oscuras y mejorar la pigmentación irregular.

- Tratamientos profesionales: Consulta con un dermatólogo sobre tratamientos como la terapia con láser, la microdermoabrasión y las exfoliaciones químicas para tratar las manchas oscuras y la pigmentación irregular.

5. ¿Cuáles son los signos de cáncer de piel y cómo puedo prevenirlo?

El cáncer de piel es uno de los tipos de cáncer más comunes y, a menudo, es causado por la exposición excesiva al sol. Es importante conocer los signos del cáncer de piel y realizar autoexámenes regulares para detectar cualquier cambio en la apariencia de lunares, manchas o lesiones cutáneas. Algunos signos de cáncer de piel incluyen:

- Un lunar o mancha que cambia de tamaño, forma o color

- Una lesión cutánea que no cicatriza
- Una mancha o área de piel que se vuelve escamosa, roja o inflamada

Para prevenir el cáncer de piel, sigue estos consejos:

- Protección solar: Utiliza protector solar con un FPS de al menos 30 en todas las áreas expuestas al sol, incluso en días nublados.
- Ropa protectora: Viste ropa de manga larga, pantalones largos y sombreros de ala ancha para proteger tu piel del sol.
- Evita la exposición al sol durante las horas pico: Limita tu tiempo al aire libre entre las 10 a.m. y las 4 p.m., cuando los rayos del sol son más intensos.
- Realiza autoexámenes regulares de la piel: Examina tu piel mensualmente en busca de cambios en lunares, manchas o lesiones cutáneas y consulta a un médico si notas algún cambio preocupante.

Conclusión

El cuidado de la piel y la prevención del envejecimiento son aspectos importantes de la salud general y el bienestar. Al adoptar hábitos saludables, proteger la piel del sol y buscar tratamientos adecuados, puedes mantener una piel radiante y saludable a medida que envejeces.

Bibliografía

1. American Academy of Dermatology. (n.d.). Skin care for your 40s and 50s. Retrieved from https://www.aad.org/public/everyday-care/skin-care-basics/care/skin-care-in-your-40s-and-50s
2. Ganceviciene, R., Liakou, A. I., Theodoridis, A., Makrantonaki, E., & Zouboulis, C. C. (2012). Skin anti-aging strategies. Dermato-endocrinology, 4(3), 308-319.

3. Farage, M. A., Miller, K. W., Elsner, P., & Maibach, H. I. (2013). Intrinsic and extrinsic factors in skin ageing: a review. International journal of cosmetic science, 30(2), 87-95.
4. Skin Cancer Foundation. (n.d.). Skin Cancer Prevention. Retrieved from https://www.skincancer.org/prevention/
5. American Academy of Dermatology. (n.d.). 10 skin care secrets for healthier-looking skin. Retrieved from https://www.aad.org/public/everyday-care/skin-care-basics/care/10-skin-care-secrets

4.4. Nutrición y control de peso

Capítulo: Consultas frecuentes al médico de familia en adultos: Nutrición y control de peso

Introducción

La nutrición y el control de peso son temas de gran importancia en la salud de los adultos. Una alimentación adecuada y el mantenimiento de un peso saludable pueden prevenir y tratar diversas enfermedades crónicas, como la diabetes, la hipertensión arterial, la obesidad y las enfermedades cardiovasculares. En este capítulo, abordaremos las consultas más frecuentes relacionadas con la nutrición y el control de peso en adultos, y ofreceremos consejos prácticos para llevar una vida saludable.

1. ¿Cuál es la importancia de una alimentación equilibrada?

Una alimentación equilibrada es fundamental para mantener una buena salud y prevenir enfermedades. Una dieta adecuada debe incluir una variedad de alimentos que aporten todos los nutrientes necesarios para el organismo, como proteínas, carbohidratos, grasas, vitaminas, minerales y fibra. Además, es importante consumir alimentos en las cantidades adecuadas para mantener un peso saludable y evitar el exceso de calorías.

2. ¿Qué es el índice de masa corporal (IMC) y cómo se calcula?

El índice de masa corporal (IMC) es una medida que se utiliza para evaluar si una persona tiene un peso adecuado en relación con su altura. Se calcula dividiendo el peso en kilogramos entre la altura en metros al cuadrado (IMC = peso [kg] / altura [m]^2). El IMC es una herramienta útil para identificar si una persona tiene bajo peso, peso normal, sobrepeso u obesidad, y puede ayudar a determinar los riesgos de salud asociados con el peso.

3. ¿Cuáles son las recomendaciones generales para una alimentación saludable?

Las recomendaciones generales para una alimentación saludable incluyen:

- Consumir una variedad de alimentos, incluyendo frutas, verduras, cereales integrales, legumbres, lácteos bajos en grasa, carnes magras, pescado y grasas saludables (como aceite de oliva y frutos secos).
- Limitar el consumo de alimentos altos en grasas saturadas, grasas trans, azúcares añadidos y sal.
- Mantener un equilibrio adecuado entre la ingesta de calorías y el gasto energético, para mantener un peso saludable.
- Beber suficiente agua y limitar el consumo de bebidas azucaradas y alcohólicas.
- Practicar la moderación en el tamaño de las porciones y evitar el consumo excesivo de alimentos.

4. ¿Cómo puedo saber si estoy consumiendo suficientes nutrientes?

Una forma de evaluar si estás consumiendo suficientes nutrientes es llevar un registro de los alimentos que consumes durante una semana y compararlos con las recomendaciones dietéticas para tu edad, sexo y nivel de actividad física. También puedes consultar a un médico de familia o a un nutricionista para obtener orientación personalizada sobre tus necesidades nutricionales.

5. ¿Cuáles son las claves para mantener un peso saludable?

Las claves para mantener un peso saludable incluyen:

- Adoptar una alimentación equilibrada y variada, que incluya todos los grupos de alimentos en las proporciones adecuadas.
- Realizar actividad física regularmente, como caminar, nadar, andar en bicicleta o practicar deportes.
- Controlar el tamaño de las porciones y evitar el consumo excesivo de alimentos.
- Establecer metas realistas de peso y seguir un plan de alimentación y ejercicio adecuado a tus necesidades y preferencias.
- Buscar apoyo de familiares, amigos o profesionales de la salud para mantener la motivación y el compromiso con un estilo de vida saludable.

6. ¿Qué es el efecto yo-yo y cómo puedo evitarlo?

El efecto yo-yo es un patrón de pérdida y recuperación de peso que puede ser perjudicial para la salud. Se produce cuando una persona sigue dietas restrictivas o extremas que resultan en una rápida pérdida de peso, pero luego recupera el peso perdido (o incluso más) al volver a sus hábitos alimenticios anteriores. Para evitar el efecto yo-yo, es importante adoptar cambios sostenibles en la alimentación y el estilo de vida, en lugar de seguir dietas extremas o temporales. También es fundamental establecer metas realistas de pérdida de peso y mantener un enfoque a largo plazo en la salud y el bienestar.

7. ¿Cuándo es necesario buscar ayuda profesional para el control de peso?

Es recomendable buscar ayuda profesional para el control de peso si:

- Has intentado perder peso por tu cuenta sin éxito.
- Tienes problemas de salud relacionados con el peso, como diabetes, hipertensión arterial o enfermedades cardiovasculares.
- Necesitas orientación y apoyo para adoptar cambios en la alimentación y el estilo de vida.
- Presentas trastornos de la alimentación, como anorexia, bulimia o atracones.

Un médico de familia, un nutricionista o un especialista en obesidad pueden ofrecer orientación y apoyo para el control de peso y la adopción de hábitos saludables.

Conclusión

La nutrición y el control de peso son aspectos fundamentales en la salud de los adultos. Una alimentación equilibrada y el mantenimiento de un peso saludable pueden prevenir y tratar diversas enfermedades crónicas. Es importante estar informado sobre las recomendaciones dietéticas y buscar ayuda profesional cuando sea necesario para adoptar cambios sostenibles en la alimentación y el estilo de vida.

Bibliografía

1. World Health Organization. (2020). Healthy diet.
https://www.who.int/news-room/fact-
sheets/detail/healthy-diet
2. U.S. Department of Health and Human Services and U.S.
Department of Agriculture. (2015). 2015-2020 Dietary
Guidelines for Americans. https://health.gov/our-
work/food-nutrition/2015-2020-dietary-guidelines/
3. American Heart Association. (2018). Healthy eating.
https://www.heart.org/en/healthy-living/healthy-eating
4. National Institutes of Health. (2018). Managing
overweight and obesity in adults.
https://www.nhlbi.nih.gov/health-topics/managing-
overweight-obesity-in-adults
5. Academy of Nutrition and Dietetics. (2020). Healthy
weight. https://www.eatright.org/health/weight-loss/your-
health-and-your-weight

4.5. Detección y prevención de enfermedades cardiovasculares

Capítulo: Consultas frecuentes al médico de familia en
adultos: Detección y prevención de enfermedades
cardiovasculares

Introducción

Las enfermedades cardiovasculares (ECV) son un grupo de
trastornos del corazón y los vasos sanguíneos que incluyen
enfermedades coronarias, cerebrovasculares, periféricas,
entre otras. Estas enfermedades son la principal causa de
muerte a nivel mundial, siendo responsables de
aproximadamente 17,9 millones de muertes al año, lo que
representa el 31% de todas las muertes en el mundo
(OMS, 2021). La detección temprana y la prevención de las

ECV son fundamentales para reducir la morbilidad y mortalidad asociadas a estas enfermedades.

En este capítulo, se abordarán las consultas más frecuentes al médico de familia relacionadas con la detección y prevención de enfermedades cardiovasculares en adultos. Se explicarán los factores de riesgo, las pruebas diagnósticas y las estrategias de prevención, así como las recomendaciones para llevar un estilo de vida saludable que contribuya a mantener un corazón sano.

1. Factores de riesgo cardiovascular

Los factores de riesgo cardiovascular son condiciones o hábitos que aumentan la probabilidad de desarrollar una enfermedad cardiovascular. Estos factores se pueden clasificar en modificables y no modificables.

1.1. Factores de riesgo no modificables

- Edad: El riesgo de padecer ECV aumenta con la edad, especialmente a partir de los 45 años en hombres y 55 años en mujeres.
- Sexo: Los hombres tienen un mayor riesgo de padecer ECV que las mujeres en edad premenopáusica. Sin embargo, después de la menopausia, el riesgo en mujeres se iguala al de los hombres.
- Antecedentes familiares: Si existen antecedentes de ECV en la familia, especialmente en padres o hermanos antes de los 55 años en hombres y 65 años en mujeres, el riesgo de padecer estas enfermedades es mayor.

1.2. Factores de riesgo modificables

- Tabaquismo: Fumar aumenta el riesgo de ECV, y dejar de fumar es una de las medidas más efectivas para reducir este riesgo.

- Hipertensión arterial: La presión arterial alta es un factor de riesgo importante para el desarrollo de ECV. Controlar la presión arterial mediante cambios en el estilo de vida y medicamentos puede reducir el riesgo.
- Dislipidemia: Los niveles altos de colesterol y triglicéridos en sangre aumentan el riesgo de ECV. Mantener niveles adecuados de lípidos en sangre es fundamental para prevenir estas enfermedades.
- Diabetes: Las personas con diabetes tienen un mayor riesgo de padecer ECV. Controlar los niveles de glucosa en sangre es esencial para reducir este riesgo.
- Sobrepeso y obesidad: El exceso de peso aumenta el riesgo de ECV, y perder peso puede ayudar a reducir este riesgo.
- Sedentarismo: La falta de actividad física aumenta el riesgo de ECV. Realizar ejercicio regularmente es una medida efectiva para prevenir estas enfermedades.
- Dieta poco saludable: Una dieta rica en grasas saturadas, sal y azúcares aumenta el riesgo de ECV. Adoptar una dieta equilibrada y saludable es fundamental para prevenir estas enfermedades.
- Consumo excesivo de alcohol: El consumo excesivo de alcohol aumenta el riesgo de ECV. Limitar la ingesta de alcohol puede ayudar a reducir este riesgo.

2. Detección de enfermedades cardiovasculares

La detección de las ECV implica la identificación de personas con factores de riesgo y la realización de pruebas diagnósticas para detectar la presencia de estas enfermedades en etapas tempranas. Algunas de las pruebas diagnósticas más comunes incluyen:

2.1. Medición de la presión arterial

La medición de la presión arterial es una prueba sencilla y no invasiva que permite detectar la hipertensión arterial, un factor de riesgo importante para las ECV. Se recomienda medir la presión arterial al menos una vez cada dos años en adultos a partir de los 18 años y con mayor frecuencia en personas con factores de riesgo.

2.2. Análisis de sangre

Los análisis de sangre permiten evaluar los niveles de colesterol, triglicéridos y glucosa en sangre, lo que ayuda a identificar la dislipidemia y la diabetes, dos factores de riesgo importantes para las ECV. Se recomienda realizar análisis de sangre periódicos en adultos a partir de los 20 años y con mayor frecuencia en personas con factores de riesgo.

2.3. Electrocardiograma (ECG)

El ECG es una prueba que registra la actividad eléctrica del corazón y permite detectar alteraciones en el ritmo cardíaco y signos de enfermedad coronaria. El ECG puede ser útil en la detección de ECV en personas con síntomas sugestivos o factores de riesgo.

2.4. Ecocardiograma

El ecocardiograma es una prueba de ultrasonido que permite evaluar la estructura y función del corazón. Esta prueba puede ser útil en la detección de ECV en personas con síntomas sugestivos o factores de riesgo.

3. Prevención de enfermedades cardiovasculares

La prevención de las ECV implica la adopción de medidas para reducir los factores de riesgo y promover un estilo de vida saludable. Algunas de las estrategias de prevención más efectivas incluyen:

3.1. Abandono del tabaquismo

Dejar de fumar es una de las medidas más efectivas para reducir el riesgo de ECV. Se recomienda a los fumadores buscar apoyo médico y psicológico para abandonar este hábito.

3.2. Control de la presión arterial

Mantener una presión arterial adecuada es fundamental para prevenir las ECV. Esto se puede lograr mediante cambios en el estilo de vida, como reducir la ingesta de sal, aumentar el consumo de frutas y verduras, realizar ejercicio regularmente y mantener un peso saludable. En algunos casos, también puede ser necesario el uso de medicamentos antihipertensivos.

3.3. Control de los niveles de lípidos en sangre

Mantener niveles adecuados de colesterol y triglicéridos en sangre es esencial para prevenir las ECV. Esto se puede lograr mediante cambios en la dieta, como reducir el consumo de grasas saturadas y aumentar el consumo de grasas insaturadas, así como mediante el uso de medicamentos hipolipemiantes en casos necesarios.

3.4. Control de la diabetes

Las personas con diabetes deben controlar sus niveles de glucosa en sangre para reducir el riesgo de ECV. Esto se puede lograr mediante cambios en la dieta, ejercicio regular, control del peso y uso de medicamentos antidiabéticos.

3.5. Mantenimiento de un peso saludable

Perder peso y mantener un peso saludable es fundamental para prevenir las ECV. Se recomienda adoptar una dieta equilibrada y realizar ejercicio regularmente para lograr y mantener un peso adecuado.

3.6. Realización de actividad física

Realizar ejercicio regularmente es una medida efectiva para prevenir las ECV. Se recomienda a los adultos realizar al menos 150 minutos de actividad física moderada o 75 minutos de actividad física intensa por semana.

3.7. Adopción de una dieta saludable

Una dieta equilibrada y saludable es fundamental para prevenir las ECV. Se recomienda aumentar el consumo de frutas, verduras, cereales integrales, legumbres, pescado y grasas insaturadas, y reducir el consumo de grasas saturadas, sal y azúcares.

3.8. Limitación del consumo de alcohol

Limitar la ingesta de alcohol puede ayudar a reducir el riesgo de ECV. Se recomienda a los adultos no consumir más de dos bebidas alcohólicas por día en hombres y una bebida alcohólica por día en mujeres.

Conclusión

La detección y prevención de enfermedades cardiovasculares son fundamentales para reducir la morbilidad y mortalidad asociadas a estas enfermedades. Los médicos de familia desempeñan un papel clave en la identificación de personas con factores de riesgo y en la promoción de estrategias de prevención efectivas. Adoptar un estilo de vida saludable y mantener un corazón sano es responsabilidad de cada individuo, y la consulta con el médico de familia es un recurso valioso para lograr este objetivo.

Bibliografía

- OMS. (2021). Enfermedades cardiovasculares. Recuperado de https://www.who.int/es/news-room/fact-sheets/detail/cardiovascular-diseases-(cvds)
- American Heart Association. (2021). Prevención de enfermedades del corazón. Recuperado de https://www.heart.org/en/health-topics/consumer-healthcare/what-is-cardiovascular-disease/heart-disease-prevention
- Sociedad Española de Cardiología. (2021). Prevención cardiovascular. Recuperado de https://secardiologia.es/informacion-para-pacientes/prevencion-cardiovascular
- American College of Cardiology. (2021). CardioSmart: Prevención de enfermedades cardiovasculares. Recuperado de https://www.cardiosmart.org/Heart-Conditions/Prevention

Capítulo 5: Consultas frecuentes en mujeres

Capítulo: Consultas frecuentes al médico de familia en mujeres: Introducción

1. Introducción

La medicina de familia es una especialidad médica que se centra en la atención integral y personalizada de los pacientes, abordando tanto aspectos físicos como emocionales y sociales. El médico de familia es el primer contacto que tiene una persona con el sistema de salud y, por lo tanto, es fundamental que esté capacitado para identificar y manejar una amplia variedad de problemas de salud.

En este capítulo, nos centraremos en las consultas más frecuentes que realizan las mujeres al médico de familia. A lo largo de su vida, las mujeres experimentan una serie de cambios fisiológicos y hormonales que pueden dar lugar a diferentes problemas de salud. Además, existen ciertas condiciones médicas que son más prevalentes en mujeres que en hombres, como la osteoporosis, la depresión o las infecciones del tracto urinario. Por ello, es importante que las mujeres estén informadas sobre estos temas y sepan cuándo acudir al médico de familia.

2. Consultas frecuentes en mujeres

A continuación, se describen algunas de las consultas más frecuentes que las mujeres realizan al médico de familia:

2.1. Menstruación y trastornos menstruales

La menstruación es un proceso fisiológico normal en las mujeres en edad reproductiva, que consiste en la expulsión periódica de sangre y tejido endometrial a través de la vagina. Sin embargo, algunas mujeres pueden experimentar trastornos menstruales, como períodos irregulares, dolorosos o abundantes, que pueden afectar su calidad de vida y requerir atención médica.

2.2. Anticoncepción

La anticoncepción es un tema de gran importancia para las mujeres en edad reproductiva, ya que les permite planificar su vida familiar y evitar embarazos no deseados. Existen diferentes métodos anticonceptivos, como los hormonales (píldoras, parches, anillos vaginales, inyecciones), los dispositivos intrauterinos (DIU) y los métodos de barrera (condones, diafragmas). El médico de familia puede asesorar a las mujeres sobre el método anticonceptivo más adecuado para ellas, teniendo en cuenta sus necesidades y preferencias.

2.3. Infecciones del tracto urinario

Las infecciones del tracto urinario (ITU) son más comunes en mujeres que en hombres, debido a la anatomía femenina. La cistitis, que es una infección de la vejiga, es el tipo más común de ITU. Los síntomas incluyen dolor o ardor al orinar, necesidad frecuente de orinar y orina turbia o con mal olor. El médico de familia puede diagnosticar y tratar las ITU mediante la prescripción de antibióticos.

2.4. Infecciones vaginales

Las infecciones vaginales, como la candidiasis y la vaginosis bacteriana, son otro problema de salud común en mujeres. Estas infecciones pueden causar síntomas como picazón, ardor, enrojecimiento, flujo vaginal anormal y mal olor. El médico de familia puede diagnosticar y tratar estas infecciones mediante la prescripción de medicamentos antimicóticos o antibióticos, según el caso.

2.5. Embarazo y atención prenatal

El embarazo es una etapa importante en la vida de una mujer, en la que se producen numerosos cambios físicos y emocionales. El médico de familia puede realizar el seguimiento del embarazo, controlando el estado de salud de la madre y el feto, y brindando consejos sobre alimentación, ejercicio y cuidados generales. Además, puede derivar a la mujer a un especialista en obstetricia si se detectan complicaciones o factores de riesgo.

2.6. Menopausia

La menopausia es el cese definitivo de la menstruación y se produce debido a la disminución de la producción de hormonas sexuales femeninas (estrógenos y progesterona). La menopausia puede causar síntomas como sofocos, sudoración nocturna, sequedad vaginal, cambios de humor y disminución del deseo sexual. El médico de familia puede ayudar a las mujeres a manejar estos síntomas y, si es necesario, prescribir tratamientos hormonales sustitutivos.

2.7. Osteoporosis

La osteoporosis es una enfermedad ósea que se caracteriza por la disminución de la densidad y calidad del hueso, lo que aumenta el riesgo de fracturas. Las mujeres tienen un mayor riesgo de desarrollar osteoporosis debido a la disminución de los niveles de estrógenos después de la menopausia. El médico de familia puede evaluar el riesgo de osteoporosis en las mujeres y recomendar medidas preventivas, como la ingesta adecuada de calcio y vitamina

D, el ejercicio físico y, en algunos casos, medicamentos específicos.

2.8. Depresión y ansiedad

Las mujeres tienen una mayor prevalencia de trastornos depresivos y de ansiedad que los hombres, debido a factores biológicos, hormonales y sociales. El médico de familia puede identificar estos trastornos mediante la evaluación de los síntomas y el estado emocional de la paciente, y puede ofrecer tratamientos farmacológicos y/o psicoterapéuticos, según la gravedad y las necesidades de cada mujer.

3. Conclusión

Las mujeres tienen necesidades de salud específicas y pueden experimentar diferentes problemas a lo largo de su vida. El médico de familia juega un papel fundamental en la identificación y manejo de estos problemas, proporcionando atención integral y personalizada. Es importante que las mujeres estén informadas sobre estos temas y sepan cuándo acudir al médico de familia para recibir la atención adecuada.

Bibliografía

1. American College of Obstetricians and Gynecologists. (2018). Women's Health Care Physicians. Recuperado de https://www.acog.org/
2. World Health Organization. (2019). Women's health. Recuperado de https://www.who.int/health-topics/women-s-health

3. National Institute of Child Health and Human Development. (2019). Women's Health. Recuperado de https://www.nichd.nih.gov/health/topics/womenshealth
4. Centers for Disease Control and Prevention. (2019). Women's Health. Recuperado de https://www.cdc.gov/women/index.htm
5. Office on Women's Health. (2019). Women's Health. Recuperado de https://www.womenshealth.gov/

5.1. Planificación familiar y anticoncepción

Capítulo: Consultas frecuentes al médico de familia en mujeres: Planificación familiar y anticoncepción

Introducción

La planificación familiar es un aspecto fundamental en la vida de las mujeres, ya que les permite decidir cuándo y cuántos hijos desean tener, así como prevenir embarazos no deseados. La anticoncepción es una parte esencial de la planificación familiar y, en este capítulo, abordaremos las consultas más frecuentes que las mujeres realizan a su médico de familia en relación con este tema.

1. ¿Qué es la planificación familiar y por qué es importante?

La planificación familiar es el proceso mediante el cual las mujeres y sus parejas deciden cuándo y cuántos hijos desean tener, y cómo lograrlo. Esto implica la utilización de métodos anticonceptivos para prevenir embarazos no deseados y, en algunos casos, el tratamiento de problemas de fertilidad para facilitar la concepción.

La planificación familiar es importante por varias razones:

- Permite a las mujeres y sus parejas tener el número de hijos que desean y en el momento adecuado, lo que contribuye a mejorar su calidad de vida y bienestar emocional.
- Ayuda a prevenir embarazos no deseados, lo que reduce la necesidad de abortos y disminuye los riesgos asociados a embarazos de alto riesgo o no planificados.
- Contribuye a la prevención de enfermedades de transmisión sexual (ETS) al promover el uso de métodos anticonceptivos de barrera, como el preservativo.
- Facilita el acceso a la atención médica y a la información sobre salud sexual y reproductiva, lo que mejora la salud general de las mujeres y sus familias.

2. ¿Cuáles son los métodos anticonceptivos disponibles y cómo funcionan?

Existen varios métodos anticonceptivos que las mujeres pueden utilizar para prevenir embarazos no deseados. Estos métodos se pueden clasificar en:

- Métodos de barrera: impiden que los espermatozoides lleguen al óvulo. Ejemplos de estos métodos son el preservativo masculino y femenino, y el diafragma.
- Métodos hormonales: actúan alterando el ciclo menstrual de la mujer para evitar la ovulación, la fecundación o la implantación del óvulo fecundado. Entre estos métodos se encuentran las píldoras anticonceptivas, los parches, los anillos vaginales, las inyecciones y los implantes.
- Dispositivos intrauterinos (DIU): son pequeños dispositivos que se insertan en el útero y que pueden ser de cobre o liberar hormonas. Impiden la fecundación del óvulo y la implantación del óvulo fecundado en el útero.

- Métodos de emergencia: se utilizan después de una relación sexual sin protección para prevenir un embarazo. La píldora del día después es el método más conocido.
- Métodos naturales: se basan en el conocimiento del ciclo menstrual de la mujer y en la identificación de los días fértiles. Incluyen el método del calendario, el método de la temperatura basal y el método del moco cervical.
- Métodos permanentes: son procedimientos quirúrgicos que buscan la esterilización, como la ligadura de trompas en mujeres y la vasectomía en hombres.

3. ¿Cómo elegir el método anticonceptivo adecuado?

La elección del método anticonceptivo adecuado depende de varios factores, como la edad, el estado de salud, las preferencias personales y la situación económica de la mujer. Es importante que las mujeres consulten a su médico de familia para obtener información sobre los diferentes métodos anticonceptivos y recibir orientación sobre cuál es el más adecuado para ellas.

Algunos aspectos a tener en cuenta al elegir un método anticonceptivo son:

- Eficacia: es importante conocer la tasa de éxito de cada método para prevenir embarazos no deseados.
- Reversibilidad: si se desea tener hijos en el futuro, es importante elegir un método que no afecte la fertilidad a largo plazo.
- Efectos secundarios: algunos métodos anticonceptivos pueden causar efectos secundarios, como cambios en el ciclo menstrual, aumento de peso o disminución de la libido. Es importante conocer estos efectos y elegir un método que se adapte a las necesidades y preferencias de cada mujer.

- Protección contra ETS: si se está en riesgo de contraer una ETS, es importante utilizar un método de barrera, como el preservativo, que brinde protección adicional.
- Facilidad de uso: es importante elegir un método que sea fácil de usar y que se adapte al estilo de vida de la mujer.

4. ¿Cuáles son los efectos secundarios más comunes de los métodos anticonceptivos hormonales?

Los métodos anticonceptivos hormonales pueden causar efectos secundarios en algunas mujeres. Estos efectos varían según el método utilizado y la sensibilidad individual de cada mujer a las hormonas. Algunos de los efectos secundarios más comunes incluyen:

- Cambios en el ciclo menstrual: puede haber alteraciones en la duración, frecuencia e intensidad de las menstruaciones.
- Aumento de peso: algunas mujeres pueden experimentar un aumento de peso debido a la retención de líquidos o cambios en el apetito.
- Cambios en el estado de ánimo: las hormonas pueden afectar el estado de ánimo y causar síntomas como irritabilidad, ansiedad o depresión.
- Disminución de la libido: algunos métodos hormonales pueden disminuir el deseo sexual en algunas mujeres.
- Dolores de cabeza: las hormonas pueden causar dolores de cabeza en algunas mujeres, especialmente durante los primeros meses de uso del método anticonceptivo.

Es importante que las mujeres consulten a su médico de familia si experimentan efectos secundarios persistentes o severos, ya que puede ser necesario ajustar el método anticonceptivo o cambiar a otro método.

5. ¿Qué hacer en caso de olvidar tomar una píldora anticonceptiva?

Si se olvida tomar una píldora anticonceptiva, es importante seguir las instrucciones del prospecto del medicamento o consultar al médico de familia. En general, si se olvida tomar una píldora, se debe tomar lo antes posible y continuar con el resto de las píldoras según el horario habitual. Es posible que sea necesario utilizar un método anticonceptivo de barrera adicional, como el preservativo, durante un período de tiempo para prevenir embarazos no deseados.

6. ¿Cuándo se debe consultar al médico de familia en relación con la planificación familiar y la anticoncepción?

Es importante consultar al médico de familia en las siguientes situaciones:

- Antes de iniciar un método anticonceptivo, para obtener información y orientación sobre cuál es el más adecuado.
- Si se experimentan efectos secundarios persistentes o severos con el método anticonceptivo actual.
- Si se desea cambiar de método anticonceptivo o si se tienen dudas sobre el uso correcto del método actual.
- Si se sospecha un embarazo no deseado o si se desea interrumpir un embarazo.
- Si se desea recibir información sobre la prevención de ETS y la promoción de la salud sexual y reproductiva.

Bibliografía

1. Organización Mundial de la Salud. (2018). Planificación familiar. Recuperado de https://www.who.int/es/news-room/fact-sheets/detail/family-planning-contraception
2. American College of Obstetricians and Gynecologists. (2019). Métodos anticonceptivos. Recuperado de https://www.acog.org/womens-health/faqs/contraception

3. Centers for Disease Control and Prevention. (2020). Anticoncepción. Recuperado de https://www.cdc.gov/reproductivehealth/contraception/index.htm
4. Planned Parenthood Federation of America. (2020). Métodos anticonceptivos. Recuperado de https://www.plannedparenthood.org/learn/birth-control
5. National Institute of Child Health and Human Development. (2017). Planificación familiar. Recuperado de https://www.nichd.nih.gov/health/topics/family-planning

5.2. Embarazo y cuidados prenatales

Capítulo: Consultas frecuentes al médico de familia en mujeres: Embarazo y cuidados prenatales

Introducción

El embarazo es una etapa única en la vida de una mujer, llena de cambios físicos y emocionales. Durante este período, es fundamental contar con el apoyo y la orientación de un médico de familia, quien puede ayudar a garantizar el bienestar tanto de la madre como del bebé. En este capítulo, abordaremos las consultas más frecuentes que las mujeres embarazadas realizan a su médico de familia, así como los cuidados prenatales esenciales para un embarazo saludable.

1. ¿Cómo puedo saber si estoy embarazada?

Los primeros síntomas del embarazo pueden variar entre las mujeres, pero algunos de los más comunes incluyen:

- Ausencia del período menstrual

- Sensibilidad en los senos
- Fatiga
- Náuseas y vómitos
- Aumento de la frecuencia urinaria
- Cambios en el apetito y aversiones a ciertos alimentos

Si experimentas estos síntomas y sospechas que puedes estar embarazada, es importante realizarte una prueba de embarazo casera. Estas pruebas detectan la presencia de la hormona gonadotropina coriónica humana (hCG) en la orina, que se produce durante el embarazo. Si la prueba es positiva, debes acudir a tu médico de familia para confirmar el embarazo y comenzar con los cuidados prenatales.

2. ¿Cuándo debo acudir al médico de familia después de obtener un resultado positivo en la prueba de embarazo?

Es recomendable acudir al médico de familia lo antes posible después de obtener un resultado positivo en la prueba de embarazo. En esta primera consulta, el médico confirmará el embarazo mediante una exploración física y, posiblemente, una ecografía. Además, se establecerá un plan de cuidados prenatales y se abordarán las dudas y preocupaciones que puedas tener.

3. ¿Qué exámenes y pruebas se realizan durante el embarazo?

A lo largo del embarazo, se realizarán una serie de exámenes y pruebas para monitorear la salud de la madre y el bebé. Algunos de los más comunes incluyen:

- Análisis de sangre: para evaluar el estado de salud general de la madre, determinar su grupo sanguíneo y factor Rh, y detectar posibles infecciones o enfermedades, como la rubéola, la sífilis, la hepatitis B y el VIH.

- Análisis de orina: para detectar posibles infecciones del tracto urinario, así como la presencia de proteínas y azúcar en la orina, que pueden ser indicativos de complicaciones como la preeclampsia y la diabetes gestacional.
- Ecografías: para evaluar el crecimiento y desarrollo del bebé, determinar la edad gestacional y la fecha probable de parto, y detectar posibles anomalías o complicaciones.
- Pruebas de detección de anomalías congénitas: como la translucencia nucal, el triple screening y la amniocentesis, que pueden ayudar a identificar posibles problemas genéticos o cromosómicos en el bebé.

4. ¿Qué es el cuidado prenatal y por qué es importante?

El cuidado prenatal es el conjunto de acciones y procedimientos médicos que se realizan durante el embarazo para garantizar la salud y el bienestar tanto de la madre como del bebé. Estos cuidados son fundamentales para prevenir, detectar y tratar posibles complicaciones y problemas de salud que puedan surgir durante el embarazo.

El cuidado prenatal incluye:

- Consultas médicas regulares con el médico de familia
- Exámenes y pruebas de laboratorio y de imagen
- Orientación sobre nutrición, ejercicio y estilo de vida
- Administración de suplementos vitamínicos, como ácido fólico y hierro
- Inmunizaciones, como la vacuna contra la gripe y la tos ferina
- Preparación para el parto y la lactancia

5. ¿Cuáles son los aspectos clave de una nutrición adecuada durante el embarazo?

Una nutrición adecuada es fundamental para el desarrollo y crecimiento saludable del bebé, así como para mantener el bienestar de la madre. Durante el embarazo, se deben tener en cuenta los siguientes aspectos:

- Consumir una dieta equilibrada y variada, rica en frutas, verduras, cereales integrales, proteínas magras y lácteos bajos en grasa.
- Aumentar la ingesta calórica en aproximadamente 300 calorías adicionales por día, especialmente durante el segundo y tercer trimestre.
- Tomar suplementos de ácido fólico (400 mcg al día) y hierro (27 mg al día) según las indicaciones del médico de familia.
- Evitar el consumo de alcohol, tabaco y drogas, así como limitar la ingesta de cafeína a no más de 200 mg al día (aproximadamente dos tazas de café).
- Evitar el consumo de pescados con alto contenido de mercurio, como el pez espada, el tiburón y el atún rojo.
- Prevenir la listeriosis, una infección bacteriana que puede ser perjudicial para el bebé, evitando el consumo de quesos blandos no pasteurizados, embutidos y carnes crudas o poco cocidas.

6. ¿Qué ejercicios son seguros y recomendados durante el embarazo?

El ejercicio físico es beneficioso tanto para la madre como para el bebé durante el embarazo, siempre y cuando se realice de manera segura y siguiendo las recomendaciones del médico de familia. Algunas actividades seguras y recomendadas incluyen:

- Caminar
- Nadar
- Practicar yoga prenatal

- Realizar ejercicios de fortalecimiento y estiramiento, como pilates o tai chi

Es importante evitar actividades que impliquen un riesgo de caídas o golpes en el abdomen, así como deportes de contacto y ejercicios de alta intensidad. Además, se debe prestar atención a las señales del cuerpo y detenerse si se experimenta dolor, mareos, falta de aire o contracciones uterinas.

7. ¿Qué signos de alarma o complicaciones debo tener en cuenta durante el embarazo?

Es fundamental estar atenta a posibles signos de alarma o complicaciones durante el embarazo, y acudir al médico de familia ante cualquier síntoma preocupante. Algunos de estos signos incluyen:

- Sangrado vaginal
- Contracciones uterinas regulares antes de la semana 37 de gestación
- Disminución o ausencia de movimientos fetales
- Dolor intenso o persistente en el abdomen o la pelvis
- Dolor de cabeza intenso, visión borrosa o luces centelleantes
- Hinchazón repentina y excesiva en las manos, los pies o la cara
- Fiebre o escalofríos
- Vómitos severos o persistentes
- Dificultad para respirar o falta de aire

Conclusión

El embarazo es una etapa de cambios y desafíos, pero también de alegría y expectativas. Contar con el apoyo y la orientación de un médico de familia es fundamental para garantizar el bienestar de la madre y el bebé, y para abordar las consultas y preocupaciones que puedan surgir a lo largo de esta etapa. Los cuidados prenatales adecuados, una nutrición equilibrada y un estilo de vida saludable son clave para un embarazo exitoso y la llegada de un bebé sano y feliz.

Bibliografía

1. American College of Obstetricians and Gynecologists. (2018). Your Pregnancy and Childbirth: Month to Month. 6th ed. Washington, D.C.: ACOG.
2. Cunningham, F. G., Leveno, K. J., Bloom, S. L., Spong, C. Y., Dashe, J. S., Hoffman, B. L., ... & Sheffield, J. S. (2018). Williams Obstetrics. 25th ed. New York: McGraw-Hill Education.
3. Glade, B. C., Schuler, J. (2011). Your Pregnancy Week by Week. 7th ed. Cambridge, MA: Da Capo Lifelong Books.
4. Murkoff, H., Mazel, S. (2016). What to Expect When You're Expecting. 5th ed. New York: Workman Publishing Company.
5. National Institute for Health and Care Excellence. (2008). Antenatal care for uncomplicated pregnancies. NICE Clinical Guideline 62. London: NICE.

5.3. Menopausia y terapia hormonal

Capítulo: Consultas frecuentes al médico de familia en mujeres: Menopausia y terapia hormonal

Introducción

La menopausia es una etapa natural en la vida de toda mujer, que marca el fin de su capacidad reproductiva. Aunque es un proceso biológico normal, puede generar una serie de síntomas y cambios en el cuerpo que pueden afectar la calidad de vida de la mujer. En este capítulo, abordaremos las consultas más frecuentes relacionadas con la menopausia y la terapia hormonal, con el objetivo de proporcionar información clara y útil para las mujeres que atraviesan esta etapa de la vida.

1. ¿Qué es la menopausia y cuándo ocurre?

La menopausia es el momento en que una mujer deja de tener menstruaciones y, por lo tanto, pierde su capacidad reproductiva. Esto ocurre debido a la disminución en la producción de hormonas femeninas, como el estrógeno y la progesterona, por parte de los ovarios. La menopausia se considera completa cuando una mujer no ha tenido menstruaciones durante 12 meses consecutivos.

La edad promedio en la que ocurre la menopausia es alrededor de los 51 años, aunque puede variar entre los 45 y los 55 años. Algunas mujeres pueden experimentar la menopausia antes de los 40 años, lo que se conoce como menopausia precoz.

2. ¿Cuáles son los síntomas de la menopausia?

Los síntomas de la menopausia pueden variar entre las mujeres, pero algunos de los más comunes incluyen:

- Sofocos: sensación repentina de calor en el rostro, cuello y pecho, que puede durar unos minutos y puede estar acompañada de enrojecimiento y sudoración.
- Sudoración nocturna: episodios de sudoración excesiva durante la noche, que pueden interrumpir el sueño.
- Sequedad vaginal: disminución de la lubricación vaginal, que puede causar molestias o dolor durante las relaciones sexuales.

- Cambios en el estado de ánimo: irritabilidad, ansiedad, depresión o cambios en el estado de ánimo sin una razón aparente.
- Problemas de sueño: dificultad para conciliar el sueño o despertarse frecuentemente durante la noche.
- Cambios en la piel y el cabello: la piel puede volverse más delgada y seca, mientras que el cabello puede debilitarse y volverse más fino.
- Disminución del deseo sexual: disminución del interés en las relaciones sexuales o en la actividad sexual.
- Cambios en la memoria y la concentración: dificultad para recordar información o concentrarse en tareas específicas.

3. ¿Qué es la terapia hormonal y cómo puede ayudar a aliviar los síntomas de la menopausia?

La terapia hormonal, también conocida como terapia de reemplazo hormonal (TRH), es un tratamiento que se utiliza para aliviar los síntomas de la menopausia. Consiste en administrar hormonas femeninas, como el estrógeno y la progesterona, para compensar la disminución en su producción por parte de los ovarios.

La terapia hormonal puede ser efectiva para aliviar síntomas como los sofocos, la sudoración nocturna, la sequedad vaginal y los cambios en el estado de ánimo. También puede ayudar a prevenir la pérdida ósea (osteoporosis) y reducir el riesgo de enfermedades del corazón en algunas mujeres.

Existen diferentes tipos de terapia hormonal, que pueden administrarse en forma de pastillas, parches, geles, cremas o anillos vaginales. La elección del tipo de terapia y la dosis adecuada dependerá de los síntomas específicos de cada mujer, así como de su historial médico y sus preferencias personales.

4. ¿Cuáles son los riesgos y beneficios de la terapia hormonal?

La terapia hormonal puede ofrecer varios beneficios para las mujeres que experimentan síntomas de la menopausia, como la mejora en la calidad de vida y la prevención de la osteoporosis. Sin embargo, también puede tener algunos riesgos y efectos secundarios, que deben ser considerados al tomar la decisión de iniciar este tratamiento.

Algunos de los riesgos asociados con la terapia hormonal incluyen:

- Aumento del riesgo de coágulos sanguíneos, especialmente en mujeres mayores de 60 años o que tienen otros factores de riesgo, como obesidad o antecedentes de coágulos sanguíneos.
- Aumento del riesgo de cáncer de mama, especialmente en mujeres que utilizan terapia hormonal combinada (estrógeno y progesterona) durante más de cinco años.
- Aumento del riesgo de enfermedad del corazón en mujeres mayores de 60 años o que han pasado más de 10 años desde el inicio de la menopausia.

Es importante que cada mujer discuta los riesgos y beneficios de la terapia hormonal con su médico de familia, para determinar si este tratamiento es adecuado para ella.

5. ¿Existen alternativas a la terapia hormonal para aliviar los síntomas de la menopausia?

Sí, existen varias alternativas a la terapia hormonal que pueden ayudar a aliviar los síntomas de la menopausia. Algunas de estas opciones incluyen:

- Cambios en el estilo de vida: mantener una dieta equilibrada, hacer ejercicio regularmente, reducir el consumo de alcohol y cafeína, y evitar el tabaco puede ayudar a disminuir la intensidad de los síntomas de la menopausia.
- Terapias no hormonales: algunos medicamentos, como los antidepresivos y los medicamentos para la presión arterial, pueden ser efectivos para aliviar síntomas como los sofocos y la sudoración nocturna.
- Remedios naturales y complementarios: algunas mujeres encuentran alivio en tratamientos como la fitoterapia (uso de plantas medicinales), la acupuntura o la terapia de masajes. Sin embargo, es importante consultar con un profesional de la salud antes de iniciar cualquier tratamiento alternativo.

Conclusión

La menopausia es una etapa natural en la vida de toda mujer, pero puede generar síntomas y cambios en el cuerpo que afectan la calidad de vida. La terapia hormonal puede ser una opción efectiva para aliviar estos síntomas, pero también tiene riesgos y efectos secundarios que deben ser considerados. Es importante que cada mujer consulte con su médico de familia para discutir sus síntomas, sus opciones de tratamiento y sus preferencias personales, a fin de tomar la mejor decisión para su salud y bienestar.

Bibliografía

1. North American Menopause Society. (2017). The 2017 hormone therapy position statement of The North American Menopause Society. Menopause, 24(7), 728-753.

2. National Institute on Aging. (2017). Menopause. Retrieved from https://www.nia.nih.gov/health/menopause
3. American College of Obstetricians and Gynecologists. (2014). Practice Bulletin No. 141: Management of Menopausal Symptoms. Obstetrics & Gynecology, 123(1), 202-216.
4. Stuenkel, C. A., Davis, S. R., Gompel, A., Lumsden, M. A., Murad, M. H., Pinkerton, J. V., & Santen, R. J. (2015). Treatment of Symptoms of the Menopause: An Endocrine Society Clinical Practice Guideline. The Journal of Clinical Endocrinology & Metabolism, 100(11), 3975-4011.

5.4. Prevención y detección temprana de cáncer de mama y cérvix

Capítulo: Consultas frecuentes al médico de familia en mujeres: Prevención y detección temprana de cáncer de mama y cérvix

Introducción

El cáncer de mama y el cáncer de cérvix son dos de los tipos de cáncer más comunes en mujeres a nivel mundial. La prevención y detección temprana de estos cánceres son fundamentales para mejorar las tasas de supervivencia y reducir la morbilidad asociada a estas enfermedades. En este capítulo, se abordarán las consultas más frecuentes al médico de familia en relación a la prevención y detección temprana de estos dos tipos de cáncer, así como las recomendaciones y estrategias para su manejo.

1. ¿Qué es el cáncer de mama y el cáncer de cérvix?

El cáncer de mama es un tipo de cáncer que se origina en las células de las mamas, mientras que el cáncer de cérvix se origina en las células del cuello uterino, que es la parte inferior del útero que se conecta con la vagina. Ambos cánceres pueden ser prevenidos y detectados tempranamente mediante la realización de exámenes de rutina y la adopción de hábitos saludables.

2. ¿Cuáles son los factores de riesgo para el cáncer de mama y el cáncer de cérvix?

Existen diversos factores de riesgo que pueden aumentar la probabilidad de desarrollar cáncer de mama o cáncer de cérvix. Algunos de estos factores son modificables, como el estilo de vida y la exposición a ciertos factores ambientales, mientras que otros no lo son, como la edad, la genética y el sexo.

Factores de riesgo para el cáncer de mama:

- Edad: el riesgo de desarrollar cáncer de mama aumenta con la edad.
- Antecedentes familiares: tener familiares cercanos con cáncer de mama aumenta el riesgo.
- Genética: portar ciertas mutaciones genéticas, como las mutaciones en los genes BRCA1 y BRCA2, aumenta el riesgo.
- Exposición a estrógenos: una mayor exposición a estrógenos a lo largo de la vida, como la menarquia temprana, la menopausia tardía o el uso de terapia hormonal, puede aumentar el riesgo.
- Obesidad: el exceso de peso, especialmente después de la menopausia, puede aumentar el riesgo.
- Consumo de alcohol: el consumo excesivo de alcohol se ha relacionado con un mayor riesgo de cáncer de mama.

Factores de riesgo para el cáncer de cérvix:

- Infección por el virus del papiloma humano (VPH): la infección por VPH es el principal factor de riesgo para el cáncer de cérvix.
- Sistema inmunológico debilitado: las mujeres con un sistema inmunológico debilitado, como las que tienen VIH, tienen un mayor riesgo de desarrollar cáncer de cérvix.
- Fumar: fumar aumenta el riesgo de cáncer de cérvix.
- Uso prolongado de anticonceptivos orales: el uso de anticonceptivos orales durante períodos prolongados se ha relacionado con un mayor riesgo de cáncer de cérvix.
- Multiparidad: tener varios embarazos a término puede aumentar el riesgo de cáncer de cérvix.

3. ¿Cómo se pueden prevenir el cáncer de mama y el cáncer de cérvix?

La prevención del cáncer de mama y el cáncer de cérvix se basa en la adopción de hábitos saludables y la realización de exámenes de rutina para la detección temprana de estas enfermedades.

Prevención del cáncer de mama:

- Mantener un peso saludable: la obesidad, especialmente después de la menopausia, aumenta el riesgo de cáncer de mama. Mantener un peso saludable puede ayudar a reducir este riesgo.
- Realizar actividad física regularmente: la actividad física regular se ha relacionado con un menor riesgo de cáncer de mama.
- Limitar el consumo de alcohol: se recomienda limitar el consumo de alcohol a una bebida al día o menos para reducir el riesgo de cáncer de mama.
- Evitar la terapia hormonal prolongada: el uso prolongado de terapia hormonal después de la menopausia se ha relacionado con un mayor riesgo de cáncer de mama. Se

recomienda discutir con el médico las alternativas y los riesgos asociados a esta terapia.

Prevención del cáncer de cérvix:

- Vacunación contra el VPH: la vacuna contra el VPH puede prevenir la infección por los tipos de VPH más comunes que causan cáncer de cérvix. Se recomienda la vacunación en niñas y adolescentes antes de que sean sexualmente activas.
- Uso de preservativos: el uso de preservativos durante las relaciones sexuales puede reducir el riesgo de infección por VPH.
- No fumar: dejar de fumar puede reducir el riesgo de cáncer de cérvix.
- Realizar exámenes de detección: la realización de exámenes de detección, como la citología vaginal (Papanicolaou) y la prueba del VPH, puede ayudar a detectar cambios precancerosos en el cuello uterino y prevenir el desarrollo de cáncer de cérvix.

4. ¿Cuáles son los exámenes de detección recomendados para el cáncer de mama y el cáncer de cérvix?

La detección temprana del cáncer de mama y el cáncer de cérvix es fundamental para mejorar las tasas de supervivencia y reducir la morbilidad asociada a estas enfermedades. Los exámenes de detección recomendados son:

Detección del cáncer de mama:

- Autoexamen de mamas: se recomienda que las mujeres realicen un autoexamen de mamas mensualmente para familiarizarse con la apariencia y textura normal de sus mamas y detectar cualquier cambio anormal.

- Examen clínico de mamas: se recomienda que las mujeres se realicen un examen clínico de mamas por un profesional de la salud cada 1-3 años a partir de los 25 años y anualmente a partir de los 40 años.
- Mamografía: la mamografía es un examen de rayos X que permite detectar cambios anormales en las mamas. Se recomienda que las mujeres se realicen una mamografía cada 1-2 años a partir de los 40-50 años, según las recomendaciones de su médico y los factores de riesgo individuales.

Detección del cáncer de cérvix:

- Citología vaginal (Papanicolaou): este examen permite detectar cambios anormales en las células del cuello uterino que pueden ser precancerosos. Se recomienda que las mujeres se realicen una citología vaginal cada 3 años a partir de los 21 años hasta los 65 años.
- Prueba del VPH: esta prueba detecta la presencia del virus del papiloma humano en el cuello uterino. Se recomienda que las mujeres se realicen la prueba del VPH cada 5 años a partir de los 30 años hasta los 65 años, en combinación con la citología vaginal.

5. ¿Qué hacer si se detecta una anomalía en los exámenes de detección?

Si se detecta una anomalía en los exámenes de detección, es importante no alarmarse y seguir las recomendaciones del médico. En muchos casos, las anomalías detectadas pueden ser benignas o precancerosas y pueden ser tratadas antes de que se conviertan en cáncer. El médico puede recomendar la realización de exámenes adicionales, como una biopsia, para determinar la naturaleza de la anomalía y establecer el tratamiento adecuado.

Conclusión

La prevención y detección temprana del cáncer de mama y el cáncer de cérvix son fundamentales para mejorar las tasas de supervivencia y reducir la morbilidad asociada a estas enfermedades. Las mujeres deben estar informadas sobre los factores de riesgo, las medidas de prevención y los exámenes de detección recomendados para estos cánceres. El médico de familia juega un papel clave en la educación y el seguimiento de las pacientes en relación a estos temas.

Bibliografía

1. American Cancer Society. (2021). Breast Cancer Facts & Figures 2021-2022. Atlanta: American Cancer Society, Inc.
2. American Cancer Society. (2021). Cervical Cancer Facts & Figures 2021-2022. Atlanta: American Cancer Society, Inc.
3. National Cancer Institute. (2021). Breast Cancer Prevention (PDQ®)?Patient Version. Retrieved from https://www.cancer.gov/types/breast/patient/breast-prevention-pdq
4. National Cancer Institute. (2021). Cervical Cancer Prevention (PDQ®)?Patient Version. Retrieved from https://www.cancer.gov/types/cervical/patient/cervical-prevention-pdq
5. World Health Organization. (2021). Breast cancer: prevention and control. Retrieved from https://www.who.int/cancer/detection/breastcancer/en/
6. World Health Organization. (2021). Cervical cancer: prevention and control. Retrieved from https://www.who.int/cancer/detection/cervical_cancer/en/

5.5. Osteoporosis y salud ósea

Capítulo: Consultas frecuentes al médico de familia en mujeres: Osteoporosis y salud ósea

Introducción

La osteoporosis es una enfermedad que afecta a los huesos, haciéndolos más frágiles y propensos a fracturas. Aunque puede afectar a ambos sexos, las mujeres son más propensas a desarrollar osteoporosis, especialmente después de la menopausia. En este capítulo, abordaremos las consultas más frecuentes relacionadas con la osteoporosis y la salud ósea en mujeres, con el objetivo de proporcionar información clara y útil para la prevención y el tratamiento de esta enfermedad.

1. ¿Qué es la osteoporosis y por qué afecta más a las mujeres?

La osteoporosis es una enfermedad que se caracteriza por una disminución en la densidad y calidad de los huesos, lo que los hace más frágiles y propensos a fracturas. Esta enfermedad afecta a ambos sexos, pero las mujeres tienen un mayor riesgo de desarrollarla debido a varios factores, como la menopausia, la menor densidad ósea en comparación con los hombres y una mayor esperanza de vida.

2. ¿Cuáles son los factores de riesgo para desarrollar osteoporosis?

Existen varios factores de riesgo que pueden aumentar la probabilidad de desarrollar osteoporosis, algunos de los cuales son específicos para las mujeres. Estos incluyen:

- Edad: el riesgo de osteoporosis aumenta con la edad, ya que la densidad ósea disminuye naturalmente a medida que envejecemos.
- Menopausia: la disminución en los niveles de estrógeno durante la menopausia puede provocar una pérdida rápida de densidad ósea en las mujeres.
- Historial familiar: tener antecedentes familiares de osteoporosis puede aumentar el riesgo de desarrollar la enfermedad.
- Bajo peso corporal: las mujeres con bajo peso corporal tienen menos masa ósea y, por lo tanto, un mayor riesgo de osteoporosis.
- Consumo excesivo de alcohol y tabaquismo: estos hábitos pueden debilitar los huesos y aumentar el riesgo de fracturas.
- Falta de ejercicio: la actividad física regular es esencial para mantener una buena salud ósea.

3. ¿Cuáles son los síntomas de la osteoporosis?

La osteoporosis es una enfermedad silenciosa, lo que significa que a menudo no presenta síntomas hasta que se produce una fractura. Algunas personas pueden experimentar dolor de espalda, pérdida de altura o una postura encorvada como resultado de la compresión de las vértebras. Es importante consultar a un médico si se sospecha de osteoporosis, especialmente si se tienen factores de riesgo.

4. ¿Cómo se diagnostica la osteoporosis?

El diagnóstico de la osteoporosis se realiza mediante una prueba llamada densitometría ósea, que mide la densidad mineral ósea (DMO) en diferentes áreas del cuerpo, como la columna vertebral y la cadera. Esta prueba es rápida, indolora y utiliza una cantidad mínima de radiación. Los resultados se expresan en términos de desviación estándar

(DE) con respecto a la DMO promedio de adultos jóvenes sanos, conocida como T-score. Un T-score de -2,5 o menos indica osteoporosis.

5. ¿Cuál es el tratamiento para la osteoporosis?

El tratamiento de la osteoporosis tiene como objetivo prevenir fracturas y mantener la salud ósea. Esto puede incluir:

- Cambios en el estilo de vida: mantener una dieta equilibrada rica en calcio y vitamina D, realizar ejercicio regularmente, evitar el consumo excesivo de alcohol y dejar de fumar.
- Medicamentos: existen varios medicamentos disponibles para tratar la osteoporosis, como bifosfonatos, moduladores selectivos de los receptores de estrógeno (SERM) y terapia de reemplazo hormonal (TRH). El médico determinará el tratamiento más adecuado según la edad, el riesgo de fracturas y la presencia de otras enfermedades.
- Prevención de caídas: tomar medidas para prevenir caídas, como eliminar obstáculos en el hogar, usar calzado adecuado y mejorar la fuerza y el equilibrio.

6. ¿Cómo puedo prevenir la osteoporosis?

La prevención de la osteoporosis comienza desde la infancia y continúa a lo largo de la vida. Algunas medidas preventivas incluyen:

- Consumir suficiente calcio y vitamina D: estos nutrientes son esenciales para la formación y mantenimiento de huesos fuertes. Se pueden obtener a través de la dieta o suplementos si es necesario.

- Realizar ejercicio regularmente: la actividad física, especialmente el ejercicio de carga, ayuda a mantener la densidad ósea y a prevenir la pérdida ósea.
- Mantener un peso saludable: tener un peso adecuado reduce el riesgo de osteoporosis y fracturas.
- Evitar el consumo excesivo de alcohol y tabaco: estos hábitos pueden debilitar los huesos y aumentar el riesgo de fracturas.

Conclusión

La osteoporosis es una enfermedad que afecta principalmente a las mujeres y puede tener consecuencias graves en la calidad de vida. Es importante estar informado sobre los factores de riesgo, síntomas y tratamientos disponibles para prevenir y tratar esta enfermedad. Consultar a un médico de familia es fundamental para recibir orientación y apoyo adecuados en el cuidado de la salud ósea.

Bibliografía

1. National Osteoporosis Foundation. (2020). What is osteoporosis and what causes it? Recuperado de https://www.nof.org/patients/what-is-osteoporosis/
2. Instituto Nacional de Artritis y Enfermedades Musculoesqueléticas y de la Piel. (2018). Osteoporosis en mujeres. Recuperado de https://www.niams.nih.gov/es/informacion-de-salud/osteoporosis/osteoporosis-en-mujeres
3. Sociedad Internacional de Densitometría Clínica. (2019). Guías de la ISCD para la evaluación de la densidad mineral ósea y el diagnóstico de la osteoporosis. Recuperado de https://www.iscd.org/official-positions/2019-iscd-official-positions-adult/

4. Fundación Internacional de Osteoporosis. (2020). Prevención de la osteoporosis. Recuperado de https://www.iofbonehealth.org/preventing-osteoporosis

5. Asociación Americana de Médicos de Familia. (2017). Osteoporosis: prevención y tratamiento. Recuperado de https://familydoctor.org/es/condition/osteoporosis/

Capítulo 6: Consultas frecuentes en hombres

Capítulo: Consultas frecuentes al médico de familia en hombres: Introducción

1. Introducción

La medicina de familia es una especialidad médica que se centra en la atención integral y continuada de las personas y sus familias, independientemente de su edad, sexo o enfermedad. El médico de familia es el primer contacto que tiene el paciente con el sistema de salud y, por lo tanto, es el profesional que más consultas recibe a lo largo de su práctica diaria.

En este capítulo, nos centraremos en las consultas más frecuentes que realizan los hombres al médico de familia. Aunque muchas de las consultas son comunes tanto en hombres como en mujeres, existen ciertas condiciones y preocupaciones específicas de la salud masculina que merecen una atención especial. Además, es importante tener en cuenta que los hombres, en general, suelen acudir menos al médico que las mujeres, lo que puede llevar a un diagnóstico tardío y a un peor pronóstico en algunas enfermedades.

2. Consultas frecuentes en hombres

A continuación, se describen algunas de las consultas más frecuentes que los hombres realizan al médico de familia:

2.1. Dolor torácico

El dolor torácico es una de las consultas más comunes en la atención primaria y puede tener múltiples causas, desde problemas musculoesqueléticos hasta enfermedades cardiovasculares. En los hombres, el riesgo de padecer enfermedad coronaria es mayor que en las mujeres, especialmente a partir de los 45 años. Por ello, es fundamental que el médico de familia realice una evaluación exhaustiva del dolor torácico en los hombres, teniendo en cuenta factores de riesgo como la edad, el tabaquismo, la hipertensión arterial, la diabetes y los antecedentes familiares de enfermedad cardiovascular.

2.2. Disfunción eréctil

La disfunción eréctil (DE) es la incapacidad persistente para lograr o mantener una erección suficiente para permitir una relación sexual satisfactoria. Aunque la DE puede afectar a hombres de cualquier edad, su prevalencia aumenta con la edad y se estima que afecta a aproximadamente el 50% de los hombres entre 40 y 70 años. La DE puede tener causas orgánicas (vasculares, neurológicas, hormonales, etc.) o psicológicas (ansiedad, depresión, estrés, etc.), y en muchos casos es el resultado de una combinación de ambos factores. El médico de familia debe abordar este problema de manera integral, evaluando tanto los aspectos físicos como emocionales y ofreciendo un tratamiento adecuado a cada caso.

2.3. Hiperplasia benigna de próstata

La hiperplasia benigna de próstata (HBP) es un crecimiento no canceroso de la glándula prostática que puede causar síntomas urinarios como dificultad para iniciar la micción, chorro débil, goteo al finalizar, sensación de vaciado incompleto y necesidad de orinar con frecuencia, especialmente por la noche. La HBP es una condición muy común en hombres mayores de 50 años y puede afectar significativamente su calidad de vida. El médico de familia debe evaluar la severidad de los síntomas y ofrecer un tratamiento adecuado, que puede incluir cambios en el estilo de vida, medicamentos o, en casos más severos, cirugía.

2.4. Cáncer de próstata

El cáncer de próstata es el cáncer más común en hombres y la segunda causa de muerte por cáncer en hombres en muchos países. Aunque la mayoría de los cánceres de próstata crecen lentamente y no causan síntomas, algunos pueden ser más agresivos y diseminarse rápidamente. El médico de familia juega un papel fundamental en la detección temprana del cáncer de próstata mediante la realización de pruebas de cribado, como el tacto rectal y la determinación del antígeno prostático específico (PSA) en sangre, en hombres con factores de riesgo o a partir de cierta edad.

2.5. Salud mental

Los trastornos de salud mental, como la depresión y la ansiedad, son muy comunes en la población general y pueden afectar a hombres y mujeres por igual. Sin embargo, los hombres suelen ser menos propensos a buscar ayuda y a hablar sobre sus problemas emocionales, lo que puede llevar a un diagnóstico tardío y a un tratamiento inadecuado. El médico de familia debe estar atento a los signos y síntomas de los trastornos de salud mental en los hombres y ofrecer un apoyo adecuado, incluyendo el tratamiento farmacológico y/o psicoterapia cuando sea necesario.

3. Conclusión

El médico de familia es el primer contacto que tienen los hombres con el sistema de salud y, por lo tanto, es fundamental que esté preparado para abordar las consultas más frecuentes en la salud masculina. La detección temprana y el tratamiento adecuado de las condiciones específicas de los hombres, como la enfermedad cardiovascular, la disfunción eréctil, la hiperplasia benigna de próstata y el cáncer de próstata, así como la atención a la salud mental, pueden mejorar significativamente la calidad de vida y el pronóstico de los pacientes.

Bibliografía

1. McWhinney IR, Freeman T. Textbook of Family Medicine. 3rd ed. Oxford: Oxford University Press; 2009.

2. Rakel RE, Rakel DP. Textbook of Family Medicine. 9th ed. Philadelphia: Elsevier; 2016.

3. Ferri FF. Ferri's Clinical Advisor 2021: 5 Books in 1. Philadelphia: Elsevier; 2020.

4. Goldman L, Schafer AI. Goldman-Cecil Medicine. 26th ed. Philadelphia: Elsevier; 2020.

5. Jameson JL, Fauci AS, Kasper DL, Hauser SL, Longo DL, Loscalzo J. Harrison's Principles of Internal Medicine. 20th ed. New York: McGraw-Hill Education; 2018.

6.1. Salud sexual y reproductiva

Capítulo: Consultas frecuentes al médico de familia en hombres: Salud sexual y reproductiva

Introducción

La salud sexual y reproductiva es un aspecto fundamental en la vida de los hombres. A lo largo de su vida, es probable que enfrenten diversas situaciones que requieran la atención de un médico de familia. Este capítulo tiene como objetivo abordar las consultas más frecuentes relacionadas con la salud sexual y reproductiva masculina, proporcionando información clara y concisa para ayudar a los pacientes a comprender mejor estos temas.

1. Disfunción eréctil

La disfunción eréctil (DE) es una de las consultas más comunes en hombres. Se define como la incapacidad persistente para lograr o mantener una erección suficiente para permitir una actividad sexual satisfactoria. La DE puede afectar a hombres de todas las edades, pero es más común en aquellos mayores de 40 años.

Causas

La DE puede tener causas físicas, psicológicas o una combinación de ambas. Algunas de las causas físicas incluyen:

- Enfermedades cardiovasculares
- Diabetes
- Hipertensión arterial
- Obesidad
- Enfermedades neurológicas
- Enfermedades hormonales
- Consumo de alcohol y tabaco
- Efectos secundarios de ciertos medicamentos

Las causas psicológicas pueden incluir:

- Estrés
- Ansiedad
- Depresión
- Problemas de pareja
- Baja autoestima

Diagnóstico y tratamiento

El diagnóstico de la DE se basa en la historia clínica y en la realización de pruebas físicas y psicológicas. El tratamiento dependerá de la causa identificada y puede incluir cambios en el estilo de vida, terapia psicológica, medicamentos orales, dispositivos de vacío, inyecciones intracavernosas o, en casos más severos, cirugía.

2. Eyaculación precoz

La eyaculación precoz (EP) es otra consulta frecuente en hombres y se define como la eyaculación que ocurre antes de lo deseado, generalmente antes o poco después de la penetración, causando insatisfacción en la pareja. La EP puede ser primaria (desde el inicio de la actividad sexual) o secundaria (adquirida después de un período de control eyaculatorio normal).

Causas

Las causas de la EP pueden ser psicológicas, como ansiedad, estrés, problemas de pareja, o físicas, como inflamación de la próstata o hipersensibilidad del glande.

Diagnóstico y tratamiento

El diagnóstico se basa en la historia clínica y en la evaluación de la relación sexual. El tratamiento puede incluir terapia psicológica, técnicas de autocontrol, uso de preservativos para disminuir la sensibilidad, medicamentos como antidepresivos o anestésicos locales y, en casos severos, cirugía.

3. Infecciones de transmisión sexual (ITS)

Las ITS son infecciones que se transmiten principalmente a través del contacto sexual. Algunas de las ITS más comunes en hombres incluyen:

- Gonorrea
- Clamidia
- Sífilis
- Virus del papiloma humano (VPH)
- Herpes genital
- Tricomoniasis
- VIH

Síntomas

Los síntomas de las ITS pueden variar, pero algunos de los más comunes incluyen:

- Secreción uretral
- Dolor al orinar
- Lesiones o úlceras genitales
- Verrugas genitales
- Inflamación o dolor en los testículos

Diagnóstico y tratamiento

El diagnóstico de las ITS se realiza mediante pruebas específicas, como cultivos, análisis de sangre o pruebas de detección de ADN. El tratamiento dependerá del tipo de ITS y puede incluir antibióticos, antivirales o tratamientos tópicos.

Es importante destacar que el uso de preservativos durante las relaciones sexuales es la principal medida de prevención de las ITS.

4. Infertilidad masculina

La infertilidad masculina es una consulta frecuente en parejas que tienen dificultades para concebir. Se estima que aproximadamente el 50% de los casos de infertilidad en parejas se deben a factores masculinos.

Causas

Las causas de la infertilidad masculina pueden ser:

- Alteraciones en la producción de espermatozoides
- Obstrucción en el tracto reproductivo
- Disfunción eréctil o eyaculatoria
- Factores genéticos
- Enfermedades crónicas
- Exposición a tóxicos ambientales
- Estilo de vida (tabaquismo, consumo de alcohol, obesidad)

Diagnóstico y tratamiento

El diagnóstico de la infertilidad masculina se basa en la historia clínica, el examen físico y la realización de pruebas complementarias, como el análisis de semen, estudios hormonales y pruebas genéticas. El tratamiento dependerá de la causa identificada y puede incluir cambios en el estilo de vida, medicamentos, cirugía o técnicas de reproducción asistida.

5. Cáncer de próstata

El cáncer de próstata es el cáncer más común en hombres y suele ser una consulta frecuente en la atención primaria. La detección temprana es fundamental para mejorar el pronóstico y la supervivencia.

Síntomas

En sus etapas iniciales, el cáncer de próstata puede no causar síntomas. Sin embargo, a medida que avanza, puede manifestarse con:

- Dificultad para orinar
- Disminución del chorro urinario
- Necesidad frecuente de orinar, especialmente por la noche
- Dolor al orinar
- Sangre en la orina o en el semen
- Dolor en la zona lumbar, caderas o pelvis

Diagnóstico y tratamiento

El diagnóstico del cáncer de próstata se basa en la historia clínica, el examen físico (tacto rectal), análisis de sangre (antígeno prostático específico, PSA) y biopsia de próstata. El tratamiento dependerá del estadio del cáncer y puede incluir vigilancia activa, cirugía, radioterapia, terapia hormonal o quimioterapia.

Conclusión

La salud sexual y reproductiva es un aspecto importante en la vida de los hombres. Este capítulo ha abordado algunas de las consultas más frecuentes en este ámbito, proporcionando información útil para ayudar a los pacientes a comprender mejor estos temas. Es fundamental que los hombres consulten a su médico de familia ante cualquier síntoma o preocupación relacionada con su salud sexual y reproductiva.

Bibliografía

1. Hatzimouratidis K, Amar E, Eardley I, et al. Guidelines on male sexual dysfunction: erectile dysfunction and premature ejaculation. Eur Urol. 2010;57(5):804-814.

2. World Health Organization. Sexual and reproductive health: sexually transmitted infections (STIs). Disponible en: https://www.who.int/teams/sexual-and-reproductive-health-and-research/key-areas-of-work/sexually-transmitted-infections
3. Agarwal A, Mulgund A, Hamada A, Chyatte MR. A unique view on male infertility around the globe. Reprod Biol Endocrinol. 2015;13:37.
4. Mottet N, Bellmunt J, Bolla M, et al. EAU-ESTRO-SIOG Guidelines on Prostate Cancer. Part 1: Screening, Diagnosis, and Local Treatment with Curative Intent. Eur Urol. 2017;71(4):618-629.

6.2. Prevención y detección temprana de cáncer de próstata

Capítulo: Consultas frecuentes al médico de familia en hombres: Prevención y detección temprana de cáncer de próstata

Introducción

El cáncer de próstata es el segundo tipo de cáncer más común en hombres, después del cáncer de piel. Aproximadamente 1 de cada 9 hombres será diagnosticado con cáncer de próstata en algún momento de su vida. A pesar de ser una enfermedad potencialmente mortal, la mayoría de los hombres diagnosticados con cáncer de próstata no morirán a causa de esta enfermedad. La detección temprana y la prevención son fundamentales para mejorar las tasas de supervivencia y la calidad de vida de los pacientes con cáncer de próstata.

Este capítulo tiene como objetivo proporcionar información sobre las consultas frecuentes al médico de familia en hombres relacionadas con la prevención y detección temprana del cáncer de próstata. Se discutirán los factores de riesgo, las pruebas de detección, los síntomas y las opciones de tratamiento.

1. Factores de riesgo del cáncer de próstata

Existen varios factores de riesgo que pueden aumentar la probabilidad de desarrollar cáncer de próstata. Algunos de estos factores son modificables, lo que significa que se pueden cambiar para reducir el riesgo, mientras que otros no se pueden modificar. Los principales factores de riesgo incluyen:

1.1. Edad: El riesgo de desarrollar cáncer de próstata aumenta con la edad. La mayoría de los casos se diagnostican en hombres mayores de 65 años.

1.2. Raza/etnia: Los hombres afroamericanos tienen un riesgo significativamente mayor de desarrollar cáncer de próstata en comparación con los hombres de otras razas y etnias. También tienen más probabilidades de ser diagnosticados en etapas avanzadas y de morir a causa de la enfermedad.

1.3. Historia familiar: Los hombres con antecedentes familiares de cáncer de próstata, especialmente si un padre o hermano ha sido diagnosticado, tienen un mayor riesgo de desarrollar la enfermedad.

1.4. Genética: Algunas mutaciones genéticas, como las mutaciones en los genes BRCA1 y BRCA2, pueden aumentar el riesgo de cáncer de próstata.

1.5. Dieta y estilo de vida: Una dieta alta en grasas saturadas y baja en frutas y verduras puede aumentar el riesgo de cáncer de próstata. Además, la obesidad y la falta de actividad física también pueden contribuir al riesgo.

2. Pruebas de detección del cáncer de próstata

La detección temprana del cáncer de próstata puede mejorar significativamente las tasas de supervivencia y la calidad de vida de los pacientes. Existen varias pruebas de detección disponibles, que incluyen:

2.1. Examen de antígeno prostático específico (PSA): Esta prueba de sangre mide la cantidad de PSA en la sangre. Los niveles elevados de PSA pueden indicar la presencia de cáncer de próstata, aunque también pueden ser causados por otras afecciones, como la hiperplasia prostática benigna (HPB) o una infección de la próstata.

2.2. Examen digital rectal (EDR): Durante este examen, el médico inserta un dedo enguantado y lubricado en el recto para palpar la próstata y detectar cualquier anomalía, como bultos o áreas duras.

2.3. Biopsia de próstata: Si los resultados del PSA y/o EDR sugieren la presencia de cáncer de próstata, se puede realizar una biopsia para confirmar el diagnóstico. Durante este procedimiento, se extraen pequeñas muestras de tejido de la próstata para examinarlas bajo un microscopio en busca de células cancerosas.

3. Síntomas del cáncer de próstata

En sus etapas iniciales, el cáncer de próstata generalmente no presenta síntomas. A medida que la enfermedad avanza, pueden aparecer síntomas como:

3.1. Dificultad para comenzar o detener el flujo de orina
3.2. Debilidad o interrupción del flujo de orina
3.3. Necesidad frecuente de orinar, especialmente durante la noche

3.4. Dolor o ardor al orinar

3.5. Sangre en la orina o en el semen

3.6. Dolor en la parte baja de la espalda, las caderas o la pelvis

3.7. Disfunción eréctil

Es importante tener en cuenta que estos síntomas también pueden ser causados por otras afecciones, como la HPB o una infección de la próstata. Si experimenta alguno de estos síntomas, consulte a su médico de familia para obtener una evaluación adecuada.

4. Prevención del cáncer de próstata

Aunque no existe una forma garantizada de prevenir el cáncer de próstata, hay varias estrategias que pueden ayudar a reducir el riesgo:

4.1. Mantener una dieta saludable: Consumir una dieta rica en frutas, verduras y granos enteros y baja en grasas saturadas puede ayudar a reducir el riesgo de cáncer de próstata.

4.2. Realizar actividad física regularmente: La actividad física regular puede ayudar a mantener un peso saludable y reducir el riesgo de cáncer de próstata.

4.3. Mantener un peso saludable: La obesidad puede aumentar el riesgo de cáncer de próstata. Mantener un peso saludable a través de una dieta equilibrada y actividad física regular puede ayudar a reducir este riesgo.

4.4. Evitar el tabaco: Fumar puede aumentar el riesgo de varios tipos de cáncer, incluido el cáncer de próstata. Dejar de fumar puede reducir este riesgo.

5. Tratamiento del cáncer de próstata

El tratamiento del cáncer de próstata depende de varios factores, como la etapa de la enfermedad, la edad y la salud general del paciente, y las preferencias personales. Las opciones de tratamiento incluyen:

5.1. Vigilancia activa: Para los hombres con cáncer de próstata en etapa temprana y de bajo riesgo, la vigilancia activa puede ser una opción. Esto implica monitorear de cerca la enfermedad sin tratamiento inmediato, pero con la opción de comenzar el tratamiento si el cáncer muestra signos de progresión.

5.2. Cirugía: La prostatectomía radical es una cirugía para extirpar toda la próstata y los tejidos circundantes. Puede ser una opción para hombres con cáncer de próstata en etapa temprana y de riesgo intermedio o alto.

5.3. Radioterapia: La radioterapia utiliza rayos X de alta energía para destruir las células cancerosas. Puede ser una opción para hombres con cáncer de próstata en etapa temprana y de riesgo intermedio o alto, o para aquellos que no son candidatos para cirugía.

5.4. Terapia hormonal: La terapia hormonal se utiliza para reducir los niveles de hormonas masculinas, como la testosterona, que pueden estimular el crecimiento del cáncer de próstata. Puede ser una opción para hombres con cáncer de próstata avanzado o metastásico.

5.5. Quimioterapia: La quimioterapia utiliza medicamentos para destruir las células cancerosas. Puede ser una opción para hombres con cáncer de próstata avanzado o metastásico que no responden a la terapia hormonal.

5.6. Terapia de vacuna: La terapia de vacuna utiliza el sistema inmunológico del cuerpo para combatir el cáncer.

Actualmente, la única vacuna aprobada para el cáncer de próstata es sipuleucel-T (Provenge), que se utiliza para tratar el cáncer de próstata metastásico resistente a la castración.

Conclusión

El cáncer de próstata es una enfermedad común en hombres, pero la detección temprana y la prevención pueden mejorar significativamente las tasas de supervivencia y la calidad de vida de los pacientes. Los hombres deben estar informados sobre los factores de riesgo, las pruebas de detección y los síntomas del cáncer de próstata, y consultar a su médico de familia para obtener orientación y evaluaciones adecuadas.

Bibliografía

1. American Cancer Society. (2020). Key statistics for prostate cancer. https://www.cancer.org/cancer/prostate-cancer/about/key-statistics.html

2. National Cancer Institute. (2021). Prostate cancer prevention (PDQ) ? Patient version. https://www.cancer.gov/types/prostate/patient/prostate-prevention-pdq

3. Prostate Cancer Foundation. (2021). Understanding prostate cancer. https://www.pcf.org/about-prostate-cancer/what-is-prostate-cancer/

4. U.S. Preventive Services Task Force. (2018). Screening for prostate cancer: US Preventive Services Task Force recommendation statement. JAMA, 319(18), 1901-1913. https://doi.org/10.1001/jama.2018.3710

5. National Comprehensive Cancer Network. (2021). NCCN clinical practice guidelines in oncology: Prostate cancer. https://www.nccn.org/professionals/physician_gls/pdf/prostate.pdf

6.3. Salud cardiovascular

Capítulo: Consultas frecuentes al médico de familia en hombres: Salud cardiovascular

Introducción

La salud cardiovascular es un tema de gran importancia en la atención médica, especialmente en la población masculina. Los hombres tienen un mayor riesgo de desarrollar enfermedades cardiovasculares que las mujeres, y estas enfermedades son la principal causa de muerte en hombres en todo el mundo. Por lo tanto, es fundamental que los hombres estén informados sobre las consultas más frecuentes relacionadas con la salud cardiovascular y cómo abordarlas con su médico de familia.

En este capítulo, se abordarán las consultas más comunes que los hombres realizan a su médico de familia en relación con la salud cardiovascular. Se explicarán los conceptos médicos de manera sencilla y accesible, para que los pacientes puedan comprender mejor su situación y tomar decisiones informadas sobre su salud.

1. ¿Cuáles son los factores de riesgo para desarrollar enfermedades cardiovasculares?

Los factores de riesgo son condiciones o hábitos que aumentan la probabilidad de desarrollar una enfermedad. En el caso de las enfermedades cardiovasculares, algunos factores de riesgo son modificables, lo que significa que se pueden cambiar o controlar, mientras que otros no lo son. Los principales factores de riesgo para desarrollar enfermedades cardiovasculares en hombres incluyen:

- Edad: El riesgo de enfermedad cardiovascular aumenta con la edad, especialmente después de los 45 años.
- Antecedentes familiares: Si un familiar cercano ha tenido una enfermedad cardiovascular, el riesgo de desarrollarla también aumenta.
- Tabaquismo: Fumar cigarrillos aumenta significativamente el riesgo de enfermedad cardiovascular.
- Hipertensión arterial: La presión arterial alta puede dañar los vasos sanguíneos y el corazón, aumentando el riesgo de enfermedad cardiovascular.
- Colesterol alto: Niveles elevados de colesterol en la sangre pueden contribuir a la formación de placas en las arterias, lo que aumenta el riesgo de enfermedad cardiovascular.
- Diabetes: La diabetes aumenta el riesgo de enfermedad cardiovascular, especialmente si no se controla adecuadamente.
- Sobrepeso y obesidad: El exceso de peso puede aumentar la presión arterial y el colesterol, lo que aumenta el riesgo de enfermedad cardiovascular.
- Inactividad física: La falta de ejercicio regular puede contribuir al desarrollo de otros factores de riesgo, como la hipertensión arterial y el colesterol alto.
- Dieta poco saludable: Una dieta rica en grasas saturadas, grasas trans, sal y azúcares añadidos puede aumentar el riesgo de enfermedad cardiovascular.
- Consumo excesivo de alcohol: Beber grandes cantidades de alcohol puede aumentar la presión arterial y el riesgo de enfermedad cardiovascular.

2. ¿Cuáles son los síntomas de las enfermedades cardiovasculares?

Los síntomas de las enfermedades cardiovasculares pueden variar según la enfermedad específica y la gravedad de la afección. Algunos síntomas comunes incluyen:

- Dolor en el pecho (angina): Puede sentirse como presión, opresión, ardor o dolor en el pecho, y puede extenderse a los brazos, el cuello, la mandíbula, el hombro o la espalda.
- Falta de aliento: Puede ser un signo de insuficiencia cardíaca, enfermedad de las arterias coronarias o problemas en las válvulas cardíacas.
- Palpitaciones: Sensación de que el corazón late demasiado rápido, demasiado lento o irregularmente.
- Fatiga: Puede ser un síntoma de insuficiencia cardíaca o enfermedad de las arterias coronarias.
- Hinchazón en las piernas, los tobillos y los pies: Puede ser un signo de insuficiencia cardíaca.
- Mareos o desmayos: Pueden ser síntomas de problemas en el ritmo cardíaco o en las válvulas cardíacas.

Es importante destacar que algunas enfermedades cardiovasculares pueden no presentar síntomas hasta que se produce un evento grave, como un ataque cardíaco o un accidente cerebrovascular. Por lo tanto, es fundamental que los hombres estén atentos a los factores de riesgo y realicen chequeos médicos regulares para detectar y tratar cualquier problema de salud cardiovascular de manera temprana.

3. ¿Cómo se diagnostican las enfermedades cardiovasculares?

El diagnóstico de las enfermedades cardiovasculares generalmente comienza con una evaluación médica completa, que incluye una revisión de los síntomas, los antecedentes médicos y familiares, y un examen físico.

Además, el médico puede solicitar pruebas adicionales para confirmar el diagnóstico y determinar la gravedad de la enfermedad. Algunas pruebas comunes incluyen:

- Electrocardiograma (ECG): Esta prueba registra la actividad eléctrica del corazón y puede detectar problemas en el ritmo cardíaco, signos de daño cardíaco previo o en curso, y cambios en la estructura del corazón.
- Ecocardiograma: Utiliza ondas sonoras para crear imágenes del corazón y evaluar su tamaño, forma, función y estructura de las válvulas.
- Pruebas de esfuerzo: Estas pruebas evalúan cómo responde el corazón al ejercicio y pueden ayudar a identificar problemas en el flujo sanguíneo a través de las arterias coronarias.
- Angiografía coronaria: Utiliza un tinte y rayos X para visualizar el interior de las arterias coronarias y detectar obstrucciones o estrechamientos.
- Resonancia magnética cardíaca (RMN) y tomografía computarizada cardíaca (TAC): Estas pruebas de imagen pueden proporcionar información detallada sobre la estructura y función del corazón y las arterias coronarias.

4. ¿Cuáles son las opciones de tratamiento para las enfermedades cardiovasculares?

El tratamiento de las enfermedades cardiovasculares depende del tipo y la gravedad de la enfermedad, así como de la presencia de otros factores de riesgo y condiciones médicas. Las opciones de tratamiento pueden incluir cambios en el estilo de vida, medicamentos, procedimientos médicos y cirugía. Algunas estrategias de tratamiento comunes incluyen:

- Cambios en el estilo de vida: Adoptar hábitos saludables, como dejar de fumar, mantener un peso saludable, hacer ejercicio regularmente, seguir una dieta equilibrada y limitar el consumo de alcohol, puede ayudar a prevenir y tratar enfermedades cardiovasculares.

- Medicamentos: Existen varios medicamentos disponibles para tratar enfermedades cardiovasculares, como medicamentos para reducir la presión arterial, controlar el colesterol, prevenir coágulos de sangre y mejorar la función cardíaca.

- Procedimientos médicos: Algunas enfermedades cardiovasculares pueden requerir procedimientos médicos para mejorar el flujo sanguíneo al corazón, como la angioplastia y la colocación de stents, o para corregir problemas en las válvulas cardíacas, como la valvuloplastia.

- Cirugía: En casos más graves, puede ser necesaria la cirugía para tratar enfermedades cardiovasculares, como el bypass coronario, la cirugía de reemplazo valvular o la cirugía de reparación valvular.

5. ¿Cómo puedo prevenir las enfermedades cardiovasculares?

La prevención de las enfermedades cardiovasculares implica abordar y controlar los factores de riesgo modificables. Algunas estrategias de prevención incluyen:

- No fumar: Dejar de fumar es una de las medidas más efectivas para reducir el riesgo de enfermedad cardiovascular.

- Controlar la presión arterial: Mantener una presión arterial saludable puede ayudar a prevenir daños en el corazón y los vasos sanguíneos.

- Controlar el colesterol: Mantener niveles saludables de colesterol en la sangre puede reducir el riesgo de formación de placas en las arterias.

- Controlar la diabetes: Mantener niveles adecuados de azúcar en la sangre puede ayudar a prevenir complicaciones cardiovasculares.

- Mantener un peso saludable: El exceso de peso puede aumentar la presión arterial y el colesterol, lo que aumenta el riesgo de enfermedad cardiovascular.
- Hacer ejercicio regularmente: La actividad física regular puede ayudar a controlar la presión arterial, el colesterol y el peso, y mejorar la salud cardiovascular en general.
- Seguir una dieta equilibrada: Consumir una dieta rica en frutas, verduras, granos integrales, proteínas magras y grasas saludables puede ayudar a prevenir enfermedades cardiovasculares.
- Limitar el consumo de alcohol: Beber alcohol con moderación puede ayudar a reducir el riesgo de enfermedad cardiovascular.

Conclusión

La salud cardiovascular es un tema de gran importancia en la atención médica de los hombres. Conocer los factores de riesgo, síntomas, diagnóstico y tratamiento de las enfermedades cardiovasculares puede ayudar a los hombres a tomar decisiones informadas sobre su salud y a prevenir complicaciones graves. Es fundamental que los hombres estén atentos a los factores de riesgo y realicen chequeos médicos regulares para detectar y tratar cualquier problema de salud cardiovascular de manera temprana.

Bibliografía

1. American Heart Association. (2017). Heart Disease and Stroke Statistics-2017 Update: A Report From the American Heart Association. Circulation, 135(10), e146-e603.
2. World Health Organization. (2017). Cardiovascular diseases (CVDs) Fact sheet. Retrieved from https://www.who.int/news-room/fact-sheets/detail/cardiovascular-diseases-(cvds)

3. National Heart, Lung, and Blood Institute. (2019).
Cardiovascular Disease. Retrieved from
https://www.nhlbi.nih.gov/health-topics/cardiovascular-
disease
4. American College of Cardiology. (2019). CardioSmart:
Heart Disease in Men. Retrieved from
https://www.cardiosmart.org/Heart-Conditions/Heart-
Disease-in-Men
5. Mayo Clinic. (2018). Heart disease. Retrieved from
https://www.mayoclinic.org/diseases-conditions/heart-
disease/symptoms-causes/syc-20353118

6.4. Cuidado de la piel y prevención del envejecimiento

Capítulo: Consultas frecuentes al médico de familia en
hombres: Cuidado de la piel y prevención del
envejecimiento

Introducción

El cuidado de la piel y la prevención del envejecimiento
son temas de gran importancia en la salud de los hombres.
Aunque a menudo se asocian con el cuidado de la piel y la
belleza femenina, los hombres también deben prestar
atención a su piel y tomar medidas para prevenir el
envejecimiento prematuro. Este capítulo abordará las
consultas más frecuentes que los hombres realizan a su
médico de familia sobre el cuidado de la piel y la
prevención del envejecimiento, así como consejos
prácticos para mantener una piel sana y joven.

1. ¿Por qué es importante el cuidado de la piel en los
hombres?

La piel es el órgano más grande del cuerpo y actúa como
una barrera protectora contra las infecciones, los agentes

externos y la deshidratación. Además, la piel también juega un papel importante en la regulación de la temperatura corporal y la eliminación de toxinas. Por lo tanto, mantener una piel sana es esencial para la salud general y el bienestar.

En los hombres, el cuidado de la piel puede ser especialmente importante debido a factores como el afeitado, que puede causar irritación, sequedad y otros problemas cutáneos. Además, los hombres suelen tener una piel más gruesa y grasa que las mujeres, lo que puede hacer que sean más propensos a ciertos problemas de la piel, como el acné y la dermatitis seborreica.

2. ¿Cuáles son los principales factores que contribuyen al envejecimiento de la piel en los hombres?

El envejecimiento de la piel es un proceso natural que ocurre con el tiempo debido a factores genéticos y ambientales. Algunos de los principales factores que contribuyen al envejecimiento de la piel en los hombres incluyen:

- Exposición al sol: La exposición prolongada y repetida a los rayos ultravioleta (UV) del sol puede causar daño en la piel, lo que lleva a la aparición de arrugas, manchas solares y un mayor riesgo de cáncer de piel.
- Fumar: El tabaquismo reduce el flujo sanguíneo a la piel, lo que puede causar una disminución en la producción de colágeno y elastina, dos proteínas esenciales para mantener la piel firme y elástica.
- Estrés: El estrés crónico puede afectar negativamente la salud de la piel al aumentar la producción de hormonas del estrés, como el cortisol, que puede debilitar la función de la barrera cutánea y causar inflamación.
- Dieta: Una dieta poco saludable, rica en azúcares y grasas saturadas, puede contribuir al envejecimiento de la piel al

aumentar la inflamación y la producción de radicales libres, moléculas inestables que pueden dañar las células de la piel.
- Falta de sueño: La falta de sueño puede afectar la salud de la piel al reducir la producción de colágeno y aumentar la inflamación.

3. ¿Cuáles son los signos más comunes de envejecimiento de la piel en los hombres?

Los signos más comunes de envejecimiento de la piel en los hombres incluyen:

- Arrugas y líneas finas: Estas son causadas por la disminución de la producción de colágeno y elastina en la piel, así como por la repetición de ciertos movimientos faciales, como fruncir el ceño o sonreír.
- Flacidez: La pérdida de elasticidad y firmeza en la piel puede causar flacidez, especialmente en áreas como el cuello y la mandíbula.
- Manchas solares: Estas manchas marrones o grises en la piel son causadas por la exposición al sol y son más comunes en áreas expuestas al sol, como la cara, las manos y los brazos.
- Textura áspera: La piel puede volverse más áspera y seca con la edad debido a la disminución en la producción de aceites naturales y la acumulación de células muertas de la piel.
- Vasos sanguíneos dilatados: Los vasos sanguíneos debajo de la piel pueden volverse más visibles con la edad, especialmente en áreas como la nariz y las mejillas.

4. ¿Qué puedo hacer para cuidar mi piel y prevenir el envejecimiento?

Hay varias medidas que los hombres pueden tomar para cuidar su piel y prevenir el envejecimiento prematuro:

- Protegerse del sol: Use protector solar con un factor de protección solar (FPS) de al menos 30 en todas las áreas expuestas al sol, incluso en días nublados. También es importante usar ropa protectora, como sombreros y gafas de sol, y buscar sombra cuando sea posible.
- Limpiar suavemente: Lave su cara dos veces al día con un limpiador suave y agua tibia para eliminar la suciedad, el aceite y las células muertas de la piel. Evite los limpiadores abrasivos y las toallas ásperas, ya que pueden irritar la piel.
- Hidratar: Aplique una crema hidratante adecuada para su tipo de piel después de lavarse la cara para mantener la piel suave y flexible. También es importante beber suficiente agua para mantener la piel hidratada desde el interior.
- Dejar de fumar: Si fuma, deje de hacerlo para mejorar la salud de su piel y reducir el riesgo de envejecimiento prematuro.
- Controlar el estrés: Encuentre maneras de manejar el estrés, como hacer ejercicio, practicar técnicas de relajación o buscar apoyo emocional, para mantener su piel en buen estado.
- Comer una dieta saludable: Consuma una dieta rica en frutas, verduras, granos integrales, proteínas magras y grasas saludables para proporcionar a su piel los nutrientes que necesita para mantenerse saludable y joven.
- Dormir lo suficiente: Asegúrese de dormir al menos 7-8 horas por noche para permitir que su piel se repare y se regenere.

5. ¿Cuándo debo consultar a un médico o dermatólogo sobre el cuidado de la piel y el envejecimiento?

Es importante consultar a un médico o dermatólogo si experimenta problemas de la piel que no mejoran con el cuidado en el hogar, como enrojecimiento persistente, picazón, inflamación o cambios en la apariencia de lunares o manchas en la piel. También puede ser útil consultar a un profesional si está interesado en tratamientos más avanzados para el envejecimiento de la piel, como peelings químicos, rellenos dérmicos o terapias con láser.

Bibliografía

- American Academy of Dermatology. (n.d.). Skin care for men. Retrieved from https://www.aad.org/public/everyday-care/skin-care-basics/care/skin-care-for-men
- Ganceviciene, R., Liakou, A. I., Theodoridis, A., Makrantonaki, E., & Zouboulis, C. C. (2012). Skin anti-aging strategies. Dermato-endocrinology, 4(3), 308-319.
- Farage, M. A., Miller, K. W., Elsner, P., & Maibach, H. I. (2008). Intrinsic and extrinsic factors in skin ageing: a review. International journal of cosmetic science, 30(2), 87-95.
- Lephart, E. D. (2016). Skin aging and oxidative stress: Equol's anti-aging effects via biochemical and molecular mechanisms. Ageing research reviews, 31, 36-54.
- Mukherjee, S., Date, A., Patravale, V., Korting, H. C., Roeder, A., & Weindl, G. (2006). Retinoids in the treatment of skin aging: an overview of clinical efficacy and safety. Clinical interventions in aging, 1(4), 327-348.

6.5. Nutrición y control de peso

Capítulo: Consultas frecuentes al médico de familia en hombres: Nutrición y control de peso

Introducción

La nutrición y el control de peso son temas de gran importancia en la salud de los hombres. Una alimentación adecuada y el mantenimiento de un peso saludable pueden prevenir y tratar diversas enfermedades y condiciones médicas, como la obesidad, la diabetes tipo 2, las enfermedades cardiovasculares y algunos tipos de cáncer. En este capítulo, abordaremos las consultas más frecuentes que los hombres realizan a su médico de familia en relación con la nutrición y el control de peso, y proporcionaremos información práctica y fácil de entender para ayudar a mejorar la salud y el bienestar.

1. ¿Cuál es el peso ideal para un hombre?

El peso ideal para un hombre depende de varios factores, como la edad, la altura, la constitución física y la actividad física. Una forma común de determinar si el peso de una persona está dentro de un rango saludable es calcular el índice de masa corporal (IMC). El IMC es una medida que relaciona el peso y la altura de una persona y se utiliza para evaluar si una persona tiene un peso saludable, bajo peso, sobrepeso u obesidad.

Para calcular el IMC, se divide el peso en kilogramos por la altura en metros al cuadrado (IMC = peso [kg] / altura [m]^2). A continuación, se interpreta el resultado utilizando las siguientes categorías:

- IMC menor a 18.5: bajo peso
- IMC de 18.5 a 24.9: peso normal
- IMC de 25 a 29.9: sobrepeso
- IMC de 30 o más: obesidad

Es importante tener en cuenta que el IMC es solo una herramienta y no debe utilizarse como un diagnóstico definitivo. Algunas personas pueden tener un IMC más alto debido a una mayor masa muscular, mientras que otras pueden tener un IMC más bajo debido a una menor masa muscular. Consulte a su médico de familia para obtener una evaluación más precisa de su peso ideal.

2. ¿Cuáles son los principales nutrientes que los hombres deben incluir en su dieta?

Los hombres, al igual que las mujeres, necesitan una variedad de nutrientes para mantener una buena salud. Algunos de los nutrientes clave que los hombres deben incluir en su dieta son:

- Proteínas: esenciales para el crecimiento y la reparación de los tejidos del cuerpo, así como para la producción de hormonas y enzimas. Las fuentes de proteínas incluyen carnes magras, pescado, huevos, legumbres, nueces y productos lácteos bajos en grasa.

- Carbohidratos: proporcionan energía al cuerpo y son necesarios para el funcionamiento adecuado del cerebro y los músculos. Los carbohidratos se encuentran en alimentos como granos enteros, frutas, verduras y legumbres.

- Grasas: necesarias para la absorción de vitaminas liposolubles y la producción de hormonas. Las grasas saludables se encuentran en alimentos como aceite de oliva, aguacate, nueces y pescado graso.

- Vitaminas y minerales: esenciales para el funcionamiento adecuado del cuerpo y la prevención de enfermedades. Los hombres deben asegurarse de obtener suficiente vitamina D, calcio, magnesio, potasio, vitamina C, vitamina E y vitaminas del complejo B.

- Fibra: ayuda a mantener un sistema digestivo saludable y puede reducir el riesgo de enfermedades cardíacas y diabetes tipo 2. Las fuentes de fibra incluyen granos enteros, frutas, verduras y legumbres.

3. ¿Cuántas calorías deben consumir los hombres al día?

La cantidad de calorías que un hombre necesita consumir al día depende de su edad, peso, altura, nivel de actividad física y objetivos de peso. En general, los hombres necesitan más calorías que las mujeres debido a su mayor masa muscular y tamaño corporal. Las siguientes son estimaciones generales de las necesidades calóricas diarias para los hombres:

- Hombres sedentarios (poca o ninguna actividad física): 2,000 a 2,400 calorías al día
- Hombres moderadamente activos (actividad física equivalente a caminar 1.5 a 3 millas al día): 2,200 a 2,800 calorías al día
- Hombres activos (actividad física equivalente a caminar más de 3 millas al día): 2,400 a 3,000 calorías al día

Estas cifras son solo estimaciones y pueden variar según las necesidades individuales. Consulte a su médico de familia para obtener una recomendación personalizada.

4. ¿Cuáles son las mejores estrategias para perder peso?

Perder peso implica crear un déficit calórico, lo que significa que debe consumir menos calorías de las que gasta. Las siguientes son algunas estrategias efectivas para perder peso:

- Establecer metas realistas: apunte a perder de 0.5 a 1 kg (1 a 2 libras) por semana, lo que se considera una pérdida de peso segura y sostenible.

- Llevar un registro de lo que come: anotar lo que come y bebe puede ayudarlo a identificar patrones y áreas donde puede hacer cambios saludables.

- Comer una dieta equilibrada: incluya una variedad de alimentos ricos en nutrientes, como frutas, verduras, granos enteros, proteínas magras y grasas saludables.

- Controlar las porciones: preste atención al tamaño de las porciones y evite comer en exceso.

- Hacer ejercicio regularmente: apunte a realizar al menos 150 minutos de actividad aeróbica moderada o 75 minutos de actividad aeróbica intensa por semana, junto con ejercicios de fortalecimiento muscular en dos o más días a la semana.

- Buscar apoyo: hable con su médico de familia, amigos, familiares o únase a un grupo de apoyo para obtener ayuda y motivación.

5. ¿Cuáles son los riesgos para la salud asociados con la obesidad en los hombres?

La obesidad en los hombres se asocia con una serie de riesgos para la salud, que incluyen:

- Enfermedades cardíacas: la obesidad aumenta el riesgo de enfermedad coronaria, insuficiencia cardíaca y accidente cerebrovascular.

- Diabetes tipo 2: la obesidad es un factor de riesgo importante para el desarrollo de diabetes tipo 2.

- Cáncer: la obesidad se ha relacionado con un mayor riesgo de varios tipos de cáncer, como cáncer de colon, recto, riñón, páncreas y próstata.

- Apnea del sueño: la obesidad puede aumentar el riesgo de apnea del sueño, una afección en la que la respiración se detiene y comienza repetidamente durante el sueño.

- Problemas de fertilidad: la obesidad puede afectar la calidad y cantidad de espermatozoides, lo que puede dificultar la concepción.

- Problemas de movilidad: el exceso de peso puede causar dolor en las articulaciones y limitar la movilidad.

Conclusión

La nutrición y el control de peso son aspectos fundamentales de la salud de los hombres. Mantener un peso saludable y consumir una dieta equilibrada y rica en nutrientes puede ayudar a prevenir y tratar diversas enfermedades y condiciones médicas. Si tiene preguntas o inquietudes sobre su peso o nutrición, consulte a su médico de familia para obtener orientación y apoyo personalizados.

Bibliografía

1. World Health Organization. (2020). Body mass index - BMI. Retrieved from https://www.euro.who.int/en/health-topics/disease-prevention/nutrition/a-healthy-lifestyle/body-mass-index-bmi

2. U.S. Department of Health and Human Services and U.S. Department of Agriculture. (2015). 2015-2020 Dietary Guidelines for Americans. 8th Edition. Retrieved from https://health.gov/our-work/food-nutrition/2015-2020-dietary-guidelines/guidelines/

3. American Heart Association. (2018). American Heart Association Recommendations for Physical Activity in Adults and Kids. Retrieved from https://www.heart.org/en/healthy-living/fitness/fitness-basics/aha-recs-for-physical-activity-in-adults

4. National Institutes of Health. (2020). Managing Overweight and Obesity in Adults: Systematic Evidence Review from the Obesity Expert Panel. Retrieved from https://www.nhlbi.nih.gov/health-topics/managing-overweight-obesity-in-adults

5. World Cancer Research Fund/American Institute for Cancer Research. (2018). Diet, Nutrition, Physical Activity and Cancer: a Global Perspective. Retrieved from https://www.wcrf.org/dietandcancer

Capítulo 7: Consultas frecuentes en adultos mayores

Capítulo: Consultas frecuentes al médico de familia en adultos mayores: Introducción

Introducción

El envejecimiento es un proceso natural e inevitable que experimenta todo ser humano a lo largo de su vida. Con el paso del tiempo, el cuerpo humano experimenta cambios fisiológicos, anatómicos y funcionales que pueden afectar la salud y el bienestar de las personas mayores. Estos cambios pueden generar una serie de consultas médicas frecuentes en la población adulta mayor, las cuales serán abordadas en este capítulo.

El objetivo de este capítulo es proporcionar información útil y práctica sobre las consultas más comunes que los adultos mayores realizan a su médico de familia. Además, se ofrecerán consejos y recomendaciones para prevenir y manejar adecuadamente estas condiciones de salud, con el fin de mejorar la calidad de vida de las personas mayores y sus familias.

1. Cambios fisiológicos y anatómicos en el envejecimiento

El envejecimiento se caracteriza por una serie de cambios fisiológicos y anatómicos que afectan a todos los sistemas del cuerpo humano. Algunos de estos cambios incluyen:

- Disminución de la función renal y hepática, lo que puede afectar la eliminación de medicamentos y sustancias tóxicas del organismo.
- Reducción de la masa muscular y ósea, lo que puede aumentar el riesgo de caídas y fracturas.

- Disminución de la función pulmonar y capacidad respiratoria, lo que puede generar dificultad para respirar y menor tolerancia al ejercicio.
- Cambios en el sistema cardiovascular, como el endurecimiento de las arterias y la disminución de la elasticidad de los vasos sanguíneos, lo que puede aumentar el riesgo de hipertensión arterial y enfermedades cardiovasculares.
- Alteraciones en el sistema nervioso, como la disminución de la velocidad de conducción nerviosa y la pérdida de neuronas, lo que puede generar problemas de memoria, concentración y equilibrio.
- Cambios en el sistema endocrino, como la disminución de la producción de hormonas sexuales y la resistencia a la insulina, lo que puede aumentar el riesgo de diabetes y enfermedades metabólicas.
- Disminución de la función inmunológica, lo que puede aumentar la susceptibilidad a infecciones y enfermedades autoinmunes.

2. Consultas frecuentes al médico de familia en adultos mayores

A continuación, se presentan algunas de las consultas más frecuentes que los adultos mayores realizan a su médico de familia, junto con información útil y práctica para abordar cada una de ellas:

2.1. Dolor crónico

El dolor crónico es una de las consultas más comunes en la población adulta mayor. Este puede ser causado por diversas condiciones, como la artrosis, la neuropatía diabética, la fibromialgia, entre otras. El manejo del dolor crónico en adultos mayores debe ser integral e individualizado, incluyendo el uso de analgésicos, terapias físicas y ocupacionales, y apoyo psicológico.

2.2. Hipertensión arterial

La hipertensión arterial es una condición frecuente en adultos mayores, debido a los cambios en el sistema cardiovascular asociados al envejecimiento. El control adecuado de la presión arterial es fundamental para prevenir complicaciones como enfermedades cardiovasculares, accidentes cerebrovasculares y enfermedad renal crónica. El tratamiento incluye cambios en el estilo de vida, como la reducción del consumo de sal y la práctica de ejercicio físico, y el uso de medicamentos antihipertensivos.

2.3. Diabetes mellitus

La diabetes mellitus es una enfermedad metabólica que se caracteriza por la elevación de los niveles de glucosa en sangre. En adultos mayores, la diabetes puede ser causada por la disminución de la producción de insulina o la resistencia a la insulina. El manejo de la diabetes en adultos mayores debe ser individualizado y considerar factores como la esperanza de vida, la presencia de complicaciones y la calidad de vida. El tratamiento incluye cambios en el estilo de vida, como la alimentación saludable y la práctica de ejercicio físico, y el uso de medicamentos hipoglucemiantes.

2.4. Incontinencia urinaria

La incontinencia urinaria es una condición que afecta a muchos adultos mayores, especialmente a las mujeres. Esta puede ser causada por diversos factores, como la debilidad de los músculos del suelo pélvico, la hiperactividad del músculo detrusor de la vejiga, entre otros. El tratamiento de la incontinencia urinaria en adultos mayores puede incluir ejercicios de fortalecimiento del suelo pélvico, cambios en los hábitos de vida, como la reducción del consumo de líquidos antes de dormir, y el uso de medicamentos anticolinérgicos o dispositivos como pesarios.

2.5. Depresión

La depresión es un trastorno del estado de ánimo que puede afectar a adultos mayores, especialmente a aquellos con enfermedades crónicas, discapacidades o aislamiento social. El diagnóstico y tratamiento de la depresión en adultos mayores es fundamental para mejorar su calidad de vida y prevenir complicaciones como el deterioro cognitivo y el suicidio. El tratamiento incluye el uso de antidepresivos, terapia psicológica y apoyo social.

2.6. Deterioro cognitivo y demencia

El deterioro cognitivo y la demencia son condiciones frecuentes en adultos mayores, que pueden afectar la memoria, el lenguaje, la atención y otras funciones cognitivas. El diagnóstico temprano y el manejo adecuado de estas condiciones son fundamentales para mejorar la calidad de vida de las personas mayores y sus familias. El tratamiento incluye el uso de medicamentos para mejorar la función cognitiva, terapia ocupacional y apoyo psicológico y social.

3. Prevención y promoción de la salud en adultos mayores

La prevención y promoción de la salud en adultos mayores es fundamental para mejorar su calidad de vida y reducir la carga de enfermedad en esta población. Algunas medidas preventivas y de promoción de la salud en adultos mayores incluyen:

- Fomentar la práctica de ejercicio físico regular, adaptado a las capacidades y condiciones de salud de cada persona.
- Promover una alimentación saludable, rica en frutas, verduras, cereales integrales, proteínas magras y grasas saludables.
- Estimular la participación en actividades sociales, culturales y recreativas, para prevenir el aislamiento social y mejorar la salud mental.
- Realizar controles médicos periódicos, para detectar y tratar de manera temprana enfermedades crónicas y condiciones de salud específicas de la población adulta mayor.
- Fomentar la vacunación contra enfermedades infecciosas, como la gripe, la neumonía y el herpes zóster.
- Promover la realización de pruebas de detección de cáncer, como el cáncer de colon, mama y próstata, de acuerdo con las recomendaciones de las guías clínicas.

Bibliografía

1. American Geriatrics Society. (2015). AGS Clinical Practice Guidelines for the Management of Chronic Pain in Older Adults. Journal of the American Geriatrics Society, 63(8), 1-22.

2. Chumlea, W. C., & Cesari, M. (2016). Aging and body composition. In Handbook of Clinical Neurology (Vol. 138, pp. 317-325). Elsevier.

3. Fillit, H. M., Rockwood, K., & Woodhouse, K. (2010). Brocklehurst's Textbook of Geriatric Medicine and Gerontology (7th ed.). Elsevier.

4. Fried, L. P., Tangen, C. M., Walston, J., Newman, A. B., Hirsch, C., Gottdiener, J., ... & McBurnie, M. A. (2001). Frailty in older adults: evidence for a phenotype. The

Journals of Gerontology Series A: Biological Sciences and Medical Sciences, 56(3), M146-M157.

5. Inouye, S. K., Studenski, S., Tinetti, M. E., & Kuchel, G. A. (2007). Geriatric syndromes: clinical, research, and policy implications of a core geriatric concept. Journal of the American Geriatrics Society, 55(5), 780-791.

6. World Health Organization. (2015). World report on ageing and health. World Health Organization.

7.1. Prevención de caídas y accidentes

Capítulo: Consultas frecuentes al médico de familia en adultos mayores: Prevención de caídas y accidentes

Introducción

Las caídas y accidentes en adultos mayores son un problema de salud pública que afecta a millones de personas en todo el mundo. Estos eventos pueden tener consecuencias graves, como fracturas, lesiones cerebrales, discapacidad y, en casos extremos, la muerte. Además, las caídas y accidentes en adultos mayores pueden generar un impacto negativo en su calidad de vida, ya que pueden generar miedo, ansiedad y pérdida de independencia.

En este capítulo, abordaremos las consultas más frecuentes que los adultos mayores y sus cuidadores realizan a los médicos de familia en relación con la prevención de caídas y accidentes. También se proporcionarán consejos y estrategias para reducir el riesgo de estos eventos y mantener una vida activa y saludable.

1. ¿Por qué los adultos mayores tienen un mayor riesgo de caídas y accidentes?

El envejecimiento trae consigo cambios en el cuerpo que pueden aumentar el riesgo de caídas y accidentes. Algunos de estos cambios incluyen:

- Pérdida de fuerza y flexibilidad muscular
- Disminución de la agudeza visual y auditiva
- Cambios en el equilibrio y la coordinación
- Enfermedades crónicas, como la diabetes, la artritis y la enfermedad de Parkinson
- Efectos secundarios de medicamentos, como somnolencia, mareos y disminución de la coordinación

Además, los adultos mayores pueden enfrentar riesgos ambientales, como pisos resbaladizos, iluminación inadecuada y obstáculos en el hogar, que pueden aumentar la probabilidad de caídas y accidentes.

2. ¿Cuáles son las consecuencias más comunes de las caídas en adultos mayores?

Las caídas en adultos mayores pueden tener diversas consecuencias, que varían desde lesiones leves hasta graves. Algunas de las consecuencias más comunes incluyen:

- Contusiones y abrasiones
- Esguinces y distensiones musculares
- Fracturas, especialmente en la cadera, la muñeca y el tobillo
- Lesiones en la cabeza, como conmociones cerebrales y hematomas
- Aumento del miedo a caer, lo que puede llevar a una disminución de la actividad física y la independencia

3. ¿Qué puedo hacer para prevenir caídas y accidentes en mi hogar?

Hay varias medidas que puedes tomar para reducir el riesgo de caídas y accidentes en tu hogar:

- Asegúrate de que todas las áreas de tu hogar estén bien iluminadas, especialmente las escaleras, los pasillos y las áreas de alto tráfico.
- Elimina los obstáculos y el desorden del suelo, como cables sueltos, alfombras y objetos pequeños.
- Instala pasamanos y barandillas en las escaleras y en las áreas donde puedas necesitar apoyo adicional, como el baño.
- Utiliza alfombras antideslizantes en áreas propensas a mojarse, como la cocina y el baño.
- Coloca objetos de uso frecuente en áreas de fácil acceso para evitar tener que estirarse o agacharse demasiado.
- Considera la posibilidad de utilizar dispositivos de asistencia, como bastones o andadores, si tienes problemas de equilibrio o movilidad.

4. ¿Qué ejercicios puedo hacer para mejorar mi equilibrio y reducir el riesgo de caídas?

La actividad física regular es esencial para mantener la fuerza, la flexibilidad y el equilibrio en adultos mayores. Algunos ejercicios que pueden ayudar a mejorar el equilibrio y reducir el riesgo de caídas incluyen:

- Tai chi: Esta práctica de origen chino combina movimientos lentos y controlados con técnicas de respiración y concentración. El tai chi ha demostrado ser eficaz para mejorar el equilibrio y reducir el riesgo de caídas en adultos mayores.
- Yoga: El yoga es una práctica que combina posturas físicas, técnicas de respiración y meditación. Puede ayudar

a mejorar la fuerza, la flexibilidad y el equilibrio en adultos mayores.

- Ejercicios de fuerza y resistencia: Los ejercicios de fuerza, como las sentadillas, las estocadas y las elevaciones de talón, pueden ayudar a fortalecer los músculos de las piernas y mejorar el equilibrio. Los ejercicios de resistencia, como caminar, nadar o andar en bicicleta, también pueden ser beneficiosos.

- Ejercicios de coordinación: Los ejercicios que desafían la coordinación, como lanzar y atrapar una pelota o realizar movimientos de baile, pueden ayudar a mejorar el equilibrio y reducir el riesgo de caídas.

5. ¿Qué debo hacer si sufro una caída?

Si sufres una caída, es importante seguir estos pasos:

- Evalúa tu situación: Determina si estás herido y si puedes moverte sin dolor o dificultad.
- Pide ayuda: Si estás herido o no puedes moverte, pide ayuda a alguien cercano o utiliza un dispositivo de alerta médica, si lo tienes.
- Levántate con cuidado: Si puedes moverte sin dolor, intenta levantarte lentamente y con cuidado. Utiliza muebles u objetos cercanos para apoyarte.
- Busca atención médica: Incluso si no sientes dolor o no tienes lesiones visibles, es importante consultar a un médico después de una caída para evaluar posibles lesiones internas o complicaciones.

Conclusión

La prevención de caídas y accidentes en adultos mayores es fundamental para mantener una vida activa y saludable. Al abordar los factores de riesgo, realizar cambios en el hogar y participar en actividades físicas que mejoren el equilibrio y la fuerza, los adultos mayores pueden reducir significativamente su riesgo de caídas y accidentes. Si tienes preocupaciones sobre tu riesgo de caídas o accidentes, no dudes en consultar a tu médico de familia para obtener orientación y apoyo.

Bibliografía

1. Ambrose, A. F., Paul, G., & Hausdorff, J. M. (2013). Risk factors for falls among older adults: a review of the literature. Maturitas, 75(1), 51-61.
2. Gillespie, L. D., Robertson, M. C., Gillespie, W. J., Sherrington, C., Gates, S., Clemson, L. M., & Lamb, S. E. (2012). Interventions for preventing falls in older people living in the community. Cochrane Database of Systematic Reviews, (9).
3. Rubenstein, L. Z. (2006). Falls in older people: epidemiology, risk factors and strategies for prevention. Age and Ageing, 35(suppl_2), ii37-ii41.
4. Sherrington, C., Fairhall, N. J., Wallbank, G. K., Tiedemann, A., Michaleff, Z. A., Howard, K., ... & Clemson, L. (2019). Exercise for preventing falls in older people living in the community. Cochrane Database of Systematic Reviews, (1).

7.2. Manejo de enfermedades crónicas

Capítulo: Consultas frecuentes al médico de familia en adultos mayores: Manejo de enfermedades crónicas

Introducción

El envejecimiento de la población es un fenómeno mundial que ha llevado a un aumento en la prevalencia de enfermedades crónicas en adultos mayores. Estas enfermedades, como la diabetes, la hipertensión arterial, la enfermedad pulmonar obstructiva crónica (EPOC) y la osteoartritis, entre otras, requieren un manejo adecuado y continuo para mantener una buena calidad de vida en los pacientes afectados.

El médico de familia juega un papel fundamental en el manejo de estas enfermedades crónicas, ya que es el primer contacto del paciente con el sistema de salud y el encargado de coordinar su atención médica. En este capítulo, se abordarán las consultas más frecuentes al médico de familia en adultos mayores relacionadas con el manejo de enfermedades crónicas, así como las estrategias para abordarlas de manera efectiva.

1. Diabetes mellitus

La diabetes mellitus es una enfermedad crónica que se caracteriza por niveles elevados de glucosa en sangre debido a una alteración en la producción o acción de la insulina. La diabetes tipo 2 es la forma más común de la enfermedad y suele presentarse en adultos mayores.

Consultas frecuentes:

a) ¿Cómo puedo controlar mi diabetes?

El control de la diabetes implica mantener los niveles de glucosa en sangre dentro de un rango adecuado, lo cual se logra mediante una combinación de cambios en el estilo de vida, medicamentos y, en algunos casos, insulina. Los cambios en el estilo de vida incluyen seguir una dieta saludable, realizar actividad física regularmente y mantener un peso adecuado.

b) ¿Qué medicamentos debo tomar para la diabetes?

Existen varios tipos de medicamentos para tratar la diabetes, y su médico de familia le indicará cuál es el más adecuado para usted según su situación clínica. Algunos de los medicamentos más comunes incluyen metformina, inhibidores de la enzima DPP-4, agonistas del receptor de GLP-1 y sulfonilureas.

c) ¿Cuáles son los riesgos de no controlar adecuadamente la diabetes?

El control inadecuado de la diabetes puede llevar a complicaciones a largo plazo, como enfermedad cardiovascular, enfermedad renal, daño en los nervios (neuropatía), problemas en la vista (retinopatía) y úlceras en los pies, entre otros.

2. Hipertensión arterial

La hipertensión arterial es una enfermedad crónica que se caracteriza por niveles elevados de presión arterial de manera sostenida. Es una de las principales causas de enfermedad cardiovascular y afecta a una gran proporción de adultos mayores.

Consultas frecuentes:

a) ¿Cómo puedo controlar mi hipertensión arterial?

El control de la hipertensión arterial implica mantener los niveles de presión arterial dentro de un rango adecuado, lo cual se logra mediante cambios en el estilo de vida y medicamentos. Los cambios en el estilo de vida incluyen seguir una dieta baja en sal, realizar actividad física regularmente, mantener un peso adecuado, limitar el consumo de alcohol y evitar el tabaco.

b) ¿Qué medicamentos debo tomar para la hipertensión arterial?

Existen varios tipos de medicamentos para tratar la hipertensión arterial, y su médico de familia le indicará cuál es el más adecuado para usted según su situación clínica. Algunos de los medicamentos más comunes incluyen diuréticos, inhibidores de la enzima convertidora de angiotensina (IECA), antagonistas de los receptores de angiotensina II (ARA II) y betabloqueantes.

c) ¿Cuáles son los riesgos de no controlar adecuadamente la hipertensión arterial?

El control inadecuado de la hipertensión arterial puede llevar a complicaciones a largo plazo, como enfermedad cardiovascular (infarto de miocardio, accidente cerebrovascular), enfermedad renal y daño en la retina, entre otros.

3. Enfermedad pulmonar obstructiva crónica (EPOC)

La EPOC es una enfermedad crónica que afecta a los pulmones y se caracteriza por una limitación al flujo de aire debido a una inflamación y estrechamiento de las vías respiratorias. Es una de las principales causas de discapacidad y mortalidad en adultos mayores.

Consultas frecuentes:

a) ¿Cómo puedo controlar mi EPOC?

El control de la EPOC implica reducir los síntomas, mejorar la calidad de vida y prevenir las exacerbaciones. Esto se logra mediante cambios en el estilo de vida, medicamentos y, en algunos casos, oxigenoterapia. Los cambios en el estilo de vida incluyen dejar de fumar, evitar la exposición a irritantes pulmonares y realizar actividad física regularmente.

b) ¿Qué medicamentos debo tomar para la EPOC?

Existen varios tipos de medicamentos para tratar la EPOC, y su médico de familia le indicará cuál es el más adecuado para usted según su situación clínica. Algunos de los medicamentos más comunes incluyen broncodilatadores (beta-agonistas de acción prolongada, anticolinérgicos), corticosteroides inhalados y teofilina.

c) ¿Cuáles son los riesgos de no controlar adecuadamente la EPOC?

El control inadecuado de la EPOC puede llevar a exacerbaciones frecuentes, deterioro de la función pulmonar, disminución de la calidad de vida y aumento del riesgo de hospitalización y mortalidad.

4. Osteoartritis

La osteoartritis es una enfermedad crónica que afecta a las articulaciones y se caracteriza por el desgaste del cartílago, lo cual provoca dolor, inflamación y limitación en la movilidad. Es una de las principales causas de discapacidad en adultos mayores.

Consultas frecuentes:

a) ¿Cómo puedo controlar mi osteoartritis?

El control de la osteoartritis implica reducir el dolor, mejorar la función articular y prevenir el deterioro del cartílago. Esto se logra mediante cambios en el estilo de vida, medicamentos y, en algunos casos, terapia física y ocupacional. Los cambios en el estilo de vida incluyen realizar actividad física regularmente, mantener un peso adecuado y utilizar dispositivos de apoyo (bastones, andadores) si es necesario.

b) ¿Qué medicamentos debo tomar para la osteoartritis?

Existen varios tipos de medicamentos para tratar la osteoartritis, y su médico de familia le indicará cuál es el más adecuado para usted según su situación clínica. Algunos de los medicamentos más comunes incluyen analgésicos (paracetamol, tramadol), antiinflamatorios no esteroideos (ibuprofeno, naproxeno) y, en algunos casos, corticosteroides intraarticulares.

c) ¿Cuáles son los riesgos de no controlar adecuadamente la osteoartritis?

El control inadecuado de la osteoartritis puede llevar a un aumento del dolor, limitación en la movilidad, disminución de la calidad de vida y, en casos severos, la necesidad de cirugía de reemplazo articular.

Conclusión

El manejo adecuado de las enfermedades crónicas en adultos mayores es fundamental para mantener una buena calidad de vida y prevenir complicaciones a largo plazo. El médico de familia juega un papel clave en este proceso, al brindar información, orientación y tratamiento adecuado a sus pacientes. Es importante que los adultos mayores y sus cuidadores estén informados y participen activamente en el manejo de sus enfermedades crónicas, siguiendo las recomendaciones de su médico de familia y comunicándose con él ante cualquier duda o problema.

Bibliografía

1. American Diabetes Association. Standards of Medical Care in Diabetes?2021. Diabetes Care. 2021;44(Supplement 1):S1-S232.

2. Whelton PK, Carey RM, Aronow WS, et al. 2017 ACC/AHA/AAPA/ABC/ACPM/AGS/APhA/ASH/ASPC/NMA/PCNA Guideline for the Prevention, Detection, Evaluation, and Management of High Blood Pressure in Adults: A Report of the American College of Cardiology/American Heart Association Task Force on Clinical Practice Guidelines. Hypertension. 2018;71(6):e13-e115.

3. Global Initiative for Chronic Obstructive Lung Disease (GOLD). Global Strategy for the Diagnosis, Management, and Prevention of Chronic Obstructive Pulmonary Disease (2021 Report). Disponible en: https://goldcopd.org/wp-content/uploads/2020/11/GOLD-REPORT-2021-v1.1-25Nov20_WMV.pdf

4. Kolasinski SL, Neogi T, Hochberg MC, et al. 2019 American College of Rheumatology/Arthritis Foundation Guideline for the Management of Osteoarthritis of the Hand, Hip, and Knee. Arthritis Care Res (Hoboken). 2020;72(2):149-162.

7.3. Salud mental y prevención de la demencia

Capítulo: Consultas frecuentes al médico de familia en adultos mayores: Salud mental y prevención de la demencia

Introducción

La salud mental es un aspecto fundamental en la vida de las personas, especialmente en la etapa de la adultez mayor. Con el envejecimiento, se producen cambios en el organismo que pueden afectar la salud mental y aumentar el riesgo de desarrollar demencia. Por ello, es importante que los adultos mayores y sus familias estén informados sobre las consultas más frecuentes relacionadas con la salud mental y la prevención de la demencia, así como las medidas que pueden tomar para mantener una buena calidad de vida.

En este capítulo, abordaremos las consultas más frecuentes al médico de familia en adultos mayores relacionadas con la salud mental y la prevención de la demencia. Además, ofreceremos consejos prácticos para mantener una buena salud mental y reducir el riesgo de desarrollar demencia.

1. ¿Qué es la demencia y cuáles son sus síntomas?

La demencia es un término general que engloba a diversas enfermedades y trastornos cerebrales que afectan la memoria, el pensamiento, la conducta y la capacidad para realizar actividades cotidianas. La enfermedad de Alzheimer es la causa más común de demencia, seguida de la demencia vascular, la demencia con cuerpos de Lewy y la demencia frontotemporal.

Los síntomas de la demencia pueden variar según la causa y la etapa de la enfermedad, pero en general incluyen:

- Dificultad para recordar información reciente
- Problemas para resolver problemas o planificar
- Dificultad para realizar tareas cotidianas
- Desorientación en tiempo y espacio
- Cambios en la personalidad y el comportamiento
- Problemas de comunicación, como dificultad para encontrar las palabras adecuadas
- Depresión y ansiedad

2. ¿Cuáles son los factores de riesgo para desarrollar demencia?

Existen diversos factores de riesgo que pueden aumentar la probabilidad de desarrollar demencia, algunos de los cuales son modificables y otros no. Los factores de riesgo no modificables incluyen la edad, la genética y el sexo, siendo las mujeres más propensas a desarrollar demencia que los hombres.

Los factores de riesgo modificables incluyen:

- Hipertensión arterial
- Diabetes
- Obesidad
- Tabaquismo
- Consumo excesivo de alcohol
- Falta de actividad física
- Dieta poco saludable
- Aislamiento social
- Bajo nivel educativo

3. ¿Cómo puedo mantener una buena salud mental en la adultez mayor?

Mantener una buena salud mental en la adultez mayor es fundamental para prevenir la demencia y mejorar la calidad de vida. Algunas medidas que pueden ayudar a mantener una buena salud mental incluyen:

- Mantener una vida social activa: Participar en actividades sociales y mantener relaciones interpersonales sólidas puede ayudar a mantener la salud mental y prevenir la demencia.
- Estimular la mente: Realizar actividades que desafíen la mente, como leer, resolver crucigramas o aprender un

nuevo idioma, puede ayudar a mantener la función cognitiva y prevenir la demencia.

- Mantener una rutina de sueño regular: Dormir lo suficiente y mantener una rutina de sueño regular es fundamental para mantener una buena salud mental.
- Controlar el estrés: El estrés crónico puede afectar la salud mental y aumentar el riesgo de demencia. Practicar técnicas de relajación, como la meditación o el yoga, puede ayudar a controlar el estrés.
- Llevar una dieta saludable: Consumir una dieta rica en frutas, verduras, granos integrales, pescado y aceite de oliva puede ayudar a mantener una buena salud mental y prevenir la demencia.
- Realizar actividad física regularmente: La actividad física regular puede mejorar la salud mental y reducir el riesgo de demencia. Se recomienda realizar al menos 150 minutos de actividad física moderada o 75 minutos de actividad física intensa por semana.

4. ¿Qué puedo hacer para prevenir la demencia?

La prevención de la demencia se basa en la adopción de hábitos de vida saludables y el control de los factores de riesgo modificables. Algunas medidas que pueden ayudar a prevenir la demencia incluyen:

- Controlar la presión arterial: La hipertensión arterial es un factor de riesgo importante para la demencia. Mantener una presión arterial saludable puede reducir el riesgo de desarrollar demencia.
- Controlar la diabetes: La diabetes puede aumentar el riesgo de demencia. Mantener un buen control de la glucosa en sangre puede ayudar a prevenir la demencia.
- Mantener un peso saludable: La obesidad puede aumentar el riesgo de demencia. Mantener un peso saludable puede ayudar a prevenir la demencia.

- Dejar de fumar: El tabaquismo es un factor de riesgo importante para la demencia. Dejar de fumar puede reducir el riesgo de desarrollar demencia.
- Limitar el consumo de alcohol: El consumo excesivo de alcohol puede aumentar el riesgo de demencia. Limitar el consumo de alcohol puede ayudar a prevenir la demencia.
- Realizar actividad física regularmente: La actividad física regular puede mejorar la salud mental y reducir el riesgo de demencia.

5. ¿Cuándo debo consultar a mi médico de familia sobre la salud mental y la prevención de la demencia?

Es importante consultar a su médico de familia si experimenta síntomas que puedan indicar un problema de salud mental o demencia, como dificultad para recordar información reciente, problemas para resolver problemas o planificar, cambios en la personalidad y el comportamiento, o problemas de comunicación.

Además, es recomendable consultar a su médico de familia sobre la prevención de la demencia si tiene factores de riesgo modificables, como hipertensión arterial, diabetes, obesidad, tabaquismo o consumo excesivo de alcohol.

Bibliografía

- Alzheimer's Association. (2021). What is dementia? Recuperado de https://www.alz.org/alzheimers-dementia/what-is-dementia
- Livingston, G., Sommerlad, A., Orgeta, V., Costafreda, S. G., Huntley, J., Ames, D., ... & Cooper, C. (2017). Dementia prevention, intervention, and care. The Lancet, 390(10113), 2673-2734.
- National Institute on Aging. (2021). What is dementia? Symptoms, types, and diagnosis. Recuperado de

https://www.nia.nih.gov/health/what-dementia-symptoms-types-and-diagnosis
- World Health Organization. (2019). Risk reduction of cognitive decline and dementia: WHO guidelines. Recuperado de https://www.who.int/publications/i/item/risk-reduction-of-cognitive-decline-and-dementia

7.4. Nutrición y control de peso

Capítulo: Consultas frecuentes al médico de familia en adultos mayores: Nutrición y control de peso

Introducción

La nutrición y el control de peso son aspectos fundamentales en la salud de los adultos mayores. A medida que envejecemos, nuestro cuerpo experimenta cambios que pueden afectar nuestra capacidad para mantener un peso saludable y obtener los nutrientes necesarios para mantenernos activos y en buen estado de salud. En este capítulo, abordaremos las consultas más frecuentes relacionadas con la nutrición y el control de peso en adultos mayores, y ofreceremos consejos prácticos para abordar estos temas en la consulta con el médico de familia.

1. ¿Cómo cambian las necesidades nutricionales a medida que envejecemos?

A medida que envejecemos, nuestro cuerpo experimenta cambios en la composición corporal, el metabolismo y la función de los órganos, lo que puede afectar nuestras necesidades nutricionales. Algunos de estos cambios incluyen:

- Disminución de la masa muscular: La pérdida de masa muscular es un proceso natural del envejecimiento, lo que puede llevar a una disminución en la tasa metabólica basal (la cantidad de calorías que nuestro cuerpo necesita para mantener sus funciones básicas en reposo). Esto significa que los adultos mayores pueden necesitar menos calorías para mantener su peso actual.

- Cambios en el apetito: Los adultos mayores pueden experimentar una disminución en el apetito debido a factores como la disminución del sentido del gusto y del olfato, problemas dentales o dificultades para tragar. Esto puede llevar a una ingesta insuficiente de nutrientes.

- Cambios en la absorción de nutrientes: La capacidad del cuerpo para absorber ciertos nutrientes, como la vitamina B12, el calcio y el hierro, puede disminuir con la edad. Esto puede aumentar el riesgo de deficiencias nutricionales.

- Aumento de las necesidades de ciertos nutrientes: Los adultos mayores pueden tener mayores necesidades de ciertos nutrientes, como la vitamina D y el calcio, para mantener la salud ósea.

2. ¿Cuáles son las recomendaciones nutricionales para los adultos mayores?

Las recomendaciones nutricionales para los adultos mayores incluyen:

- Consumir una dieta equilibrada y variada que incluya alimentos de todos los grupos de alimentos: frutas, verduras, granos enteros, proteínas magras y productos lácteos bajos en grasa.

- Asegurar una ingesta adecuada de fibra, que puede ayudar a prevenir el estreñimiento y reducir el riesgo de enfermedades del corazón y diabetes tipo 2. Las fuentes de fibra incluyen frutas, verduras, granos enteros, legumbres, nueces y semillas.

- Consumir suficiente proteína para ayudar a mantener la masa muscular y prevenir la sarcopenia (pérdida de masa muscular relacionada con la edad). Las fuentes de proteínas incluyen carnes magras, aves, pescado, huevos, productos lácteos, legumbres, nueces y semillas.

- Asegurar una ingesta adecuada de calcio y vitamina D para mantener la salud ósea. Las fuentes de calcio incluyen productos lácteos, vegetales de hojas verdes, tofu y alimentos fortificados con calcio. La vitamina D se puede obtener a través de la exposición al sol, alimentos fortificados y suplementos.

- Limitar el consumo de grasas saturadas, grasas trans, azúcares añadidos y sal para reducir el riesgo de enfermedades del corazón, hipertensión y diabetes tipo 2.

3. ¿Cómo puedo ayudar a un adulto mayor a controlar su peso?

El control de peso en los adultos mayores implica un enfoque equilibrado que incluye una dieta saludable y actividad física regular. Algunas estrategias para ayudar a los adultos mayores a controlar su peso incluyen:

- Establecer metas realistas de pérdida de peso, teniendo en cuenta factores como la edad, el nivel de actividad física y las condiciones de salud preexistentes.

- Fomentar la adopción de hábitos alimentarios saludables, como consumir porciones adecuadas, elegir alimentos nutritivos y limitar el consumo de alimentos altos en calorías y bajos en nutrientes.

- Promover la actividad física regular, adaptada a las capacidades y preferencias del adulto mayor. Esto puede incluir actividades como caminar, nadar, yoga o ejercicios de resistencia.

- Monitorear el progreso y ajustar el plan de control de peso según sea necesario, en función de los cambios en la salud, el nivel de actividad física y las preferencias del adulto mayor.

4. ¿Cuándo es necesario considerar el uso de suplementos nutricionales en adultos mayores?

El uso de suplementos nutricionales en adultos mayores puede ser necesario en ciertos casos, como:

- Deficiencias nutricionales diagnosticadas, como la anemia por deficiencia de vitamina B12 o la osteoporosis debido a una ingesta insuficiente de calcio y vitamina D.

- Dificultades para consumir una dieta equilibrada y variada debido a problemas dentales, dificultades para tragar o una disminución en el apetito.

- Condiciones médicas que afectan la absorción de nutrientes, como la enfermedad celíaca o la enfermedad inflamatoria intestinal.

- Uso de medicamentos que interfieren con la absorción de nutrientes, como ciertos antiácidos o medicamentos para la diabetes.

Es importante consultar con el médico de familia antes de comenzar a tomar suplementos nutricionales, ya que algunos suplementos pueden interactuar con medicamentos o tener efectos secundarios.

Conclusión

La nutrición y el control de peso son aspectos clave en la salud de los adultos mayores. Al abordar estas consultas frecuentes en la consulta con el médico de familia, los adultos mayores y sus cuidadores pueden obtener información valiosa y orientación para mantener una vida saludable y activa a medida que envejecen.

Bibliografía

1. Bernstein, M., & Munoz, N. (2016). Nutrition for the Older Adult. Jones & Bartlett Learning.

2. Chernoff, R. (2014). Geriatric Nutrition: The Health Professional's Handbook. Jones & Bartlett Learning.

3. Kaiser, M. J., Bauer, J. M., Rämsch, C., Uter, W., Guigoz, Y., Cederholm, T., ... & Sieber, C. C. (2010). Frequency of malnutrition in older adults: a multinational perspective using the mini nutritional assessment. Journal of the American Geriatrics Society, 58(9), 1734-1738.

4. Morley, J. E., & Thomas, D. R. (2007). Geriatric nutrition. CRC Press.

5. Volpi, E., Campbell, W. W., Dwyer, J. T., Johnson, M. A., Jensen, G. L., Morley, J. E., & Wolfe, R. R. (2013). Is the optimal level of protein intake for older adults greater than the recommended dietary allowance?. Journals of Gerontology Series A: Biomedical Sciences and Medical Sciences, 68(6), 677-681.

7.5. Cuidados paliativos y planificación del final de la vida

Capítulo: Consultas frecuentes al médico de familia en adultos mayores: Cuidados paliativos y planificación del final de la vida

Introducción

Los adultos mayores constituyen un grupo poblacional en constante crecimiento, y con ello, aumenta la demanda de atención médica especializada en sus necesidades. Uno de los aspectos más importantes en la atención a los adultos mayores es el manejo de los cuidados paliativos y la planificación del final de la vida. Este capítulo abordará las consultas más frecuentes relacionadas con estos temas, con el objetivo de brindar información clara y útil para pacientes, familiares y cuidadores.

1. ¿Qué son los cuidados paliativos y cuándo se deben considerar?

Los cuidados paliativos son un enfoque integral de atención médica que busca mejorar la calidad de vida de los pacientes que enfrentan enfermedades avanzadas, progresivas e incurables. Estos cuidados se enfocan en el alivio del sufrimiento físico, emocional, social y espiritual, y pueden ser proporcionados junto con tratamientos curativos o cuando estos ya no son posibles.

Los cuidados paliativos deben considerarse en adultos mayores que presentan enfermedades crónicas avanzadas, como cáncer, insuficiencia cardíaca, enfermedad pulmonar obstructiva crónica (EPOC), enfermedad renal crónica, demencia, entre otras. También pueden ser útiles en situaciones de fragilidad, dependencia funcional y síndromes geriátricos como caídas, inmovilidad y úlceras por presión.

2. ¿Cuáles son los objetivos de los cuidados paliativos?

Los objetivos principales de los cuidados paliativos en adultos mayores son:

- Aliviar el dolor y otros síntomas molestos, como náuseas, vómitos, falta de aire, insomnio, estreñimiento, entre otros.
- Mejorar la calidad de vida del paciente y su familia, abordando aspectos emocionales, sociales y espirituales.
- Facilitar la toma de decisiones sobre el tratamiento y el cuidado, respetando las preferencias y valores del paciente.
- Brindar apoyo a la familia y cuidadores, tanto durante la enfermedad como en el proceso de duelo.

3. ¿Qué profesionales están involucrados en los cuidados paliativos?

El equipo de cuidados paliativos suele estar conformado por médicos, enfermeras, trabajadores sociales, psicólogos, terapeutas ocupacionales, fisioterapeutas, nutricionistas, capellanes y voluntarios. Este equipo interdisciplinario trabaja de manera coordinada para abordar las necesidades del paciente y su familia, y adaptar el plan de cuidados a las diferentes etapas de la enfermedad.

4. ¿Cómo se maneja el dolor en los cuidados paliativos?

El manejo del dolor es uno de los aspectos fundamentales en los cuidados paliativos. El médico evaluará el tipo, intensidad y localización del dolor, así como los factores que lo alivian o empeoran. A partir de esta información, se establecerá un plan de tratamiento que puede incluir medicamentos analgésicos, como paracetamol, antiinflamatorios no esteroideos, opioides, entre otros; y medidas no farmacológicas, como terapia física, masajes, aplicación de calor o frío, técnicas de relajación y distracción.

Es importante que el paciente y su familia informen al médico sobre la efectividad del tratamiento y cualquier efecto secundario, para ajustar las dosis o cambiar los medicamentos si es necesario.

5. ¿Qué otros síntomas pueden ser tratados en los cuidados paliativos?

Además del dolor, los cuidados paliativos abordan otros síntomas frecuentes en adultos mayores, como:

- Fatiga: se pueden recomendar medidas de conservación de energía, actividad física adaptada, manejo del sueño y tratamiento de causas específicas, como anemia o desnutrición.
- Falta de aire: se pueden utilizar medicamentos broncodilatadores, corticoides, oxígeno suplementario, técnicas de respiración y posición adecuada.
- Náuseas y vómitos: se pueden prescribir medicamentos antieméticos, ajustar la dieta y promover la hidratación adecuada.
- Estreñimiento: se pueden indicar laxantes, cambios en la dieta, actividad física y técnicas de evacuación.
- Insomnio: se pueden sugerir medidas de higiene del sueño, técnicas de relajación y, en algunos casos, medicamentos hipnóticos.

6. ¿Cómo se abordan los aspectos emocionales, sociales y espirituales en los cuidados paliativos?

Los cuidados paliativos reconocen que el sufrimiento no es solo físico, sino que también puede ser emocional, social y espiritual. Por ello, el equipo interdisciplinario trabaja en conjunto para brindar apoyo en estos aspectos:

- Emocional: se pueden ofrecer sesiones de psicoterapia, grupos de apoyo, técnicas de relajación y, en algunos casos, medicamentos ansiolíticos o antidepresivos.
- Social: se pueden facilitar recursos y orientación sobre aspectos legales, económicos, laborales y de vivienda, así como promover la participación en actividades recreativas y de voluntariado.
- Espiritual: se pueden brindar espacios para la reflexión, la meditación, la oración y el acompañamiento espiritual, según las creencias y valores del paciente y su familia.

7. ¿Qué es la planificación del final de la vida y por qué es importante?

La planificación del final de la vida es un proceso en el cual el paciente, su familia y el equipo médico discuten y toman decisiones sobre los cuidados y tratamientos que se desean recibir en la etapa final de la enfermedad. Esta planificación es importante porque permite:

- Asegurar que las preferencias y valores del paciente sean respetados.
- Evitar tratamientos innecesarios, agresivos o no deseados.
- Facilitar la comunicación entre el paciente, la familia y el equipo médico.
- Preparar a la familia y cuidadores para el proceso de duelo.

8. ¿Cuáles son los aspectos clave en la planificación del final de la vida?

Algunos aspectos clave en la planificación del final de la vida incluyen:

- Establecer metas de cuidado: se deben definir los objetivos del tratamiento, como aliviar síntomas, mantener la funcionalidad o prolongar la vida, según las prioridades del paciente.
- Tomar decisiones sobre tratamientos específicos: se deben discutir las opciones de tratamiento disponibles, sus beneficios, riesgos y efectos en la calidad de vida, y decidir cuáles se desean recibir o rechazar.
- Designar un representante de atención médica: se debe elegir a una persona de confianza que pueda tomar decisiones médicas en nombre del paciente si este no puede hacerlo.
- Preparar documentos legales: se deben completar documentos como testamentos en vida, directivas anticipadas y órdenes de no reanimación, según las leyes y regulaciones locales.
- Planificar el lugar de cuidado y fallecimiento: se debe decidir si se desea recibir cuidados en el hogar, en un hospital, en una residencia geriátrica o en un centro de cuidados paliativos, y si se prefiere morir en casa o en otro lugar.

Conclusión

Los cuidados paliativos y la planificación del final de la vida son aspectos fundamentales en la atención a los adultos mayores con enfermedades avanzadas y progresivas. Este capítulo ha abordado las consultas más frecuentes relacionadas con estos temas, con el objetivo de brindar información clara y útil para pacientes, familiares y cuidadores. Es importante que las personas mayores y sus familias se informen y se involucren activamente en la toma de decisiones sobre su atención médica, para asegurar una atención de calidad, centrada en sus necesidades y preferencias.

Bibliografía

1. World Health Organization. (2018). Palliative care. Recuperado de https://www.who.int/news-room/fact-sheets/detail/palliative-care

2. National Institute on Aging. (2017). What Are Palliative Care and Hospice Care? Recuperado de https://www.nia.nih.gov/health/what-are-palliative-care-and-hospice-care

3. American Geriatrics Society. (2016). AGS Position Statement: Making Medical Treatment Decisions for Unbefriended Older Adults. Journal of the American Geriatrics Society, 64(1), 14-15.

4. Ferrell, B. R., & Coyle, N. (Eds.). (2010). Oxford Textbook of Palliative Nursing. Oxford University Press.

5. Lynn, J., & Adamson, D. M. (2003). Living well at the end of life: Adapting health care to serious chronic illness in old age. RAND Corporation.

Capítulo 8: Consultas frecuentes en situaciones especiales

Capítulo: Consultas frecuentes al médico de familia en situaciones especiales: Introducción

1. Introducción

El médico de familia es el profesional de la salud que se encarga de brindar atención primaria a las personas, independientemente de su edad, sexo o enfermedad. Su labor es fundamental en la prevención, diagnóstico y tratamiento de enfermedades, así como en la promoción de la salud y el bienestar de sus pacientes. En este capítulo, abordaremos algunas de las consultas más frecuentes que se presentan en situaciones especiales, es decir, aquellas que no son parte de la rutina diaria de un médico de familia, pero que pueden surgir en momentos específicos de la vida de una persona.

2. Consultas en el embarazo

El embarazo es una etapa de la vida en la que la mujer experimenta cambios físicos y emocionales significativos. Durante este período, es común que surjan dudas y preocupaciones relacionadas con la salud de la madre y del bebé en gestación. Algunas de las consultas más frecuentes en esta etapa incluyen:

- Cambios en el cuerpo de la mujer durante el embarazo: es normal que la mujer experimente cambios en su cuerpo a medida que el bebé crece y se desarrolla. Estos cambios pueden incluir aumento de peso, cambios en la piel, hinchazón en las extremidades, entre otros. El médico de familia puede orientar a la mujer sobre cómo manejar estos cambios y qué esperar en cada etapa del embarazo.

- Alimentación y suplementos durante el embarazo: una alimentación adecuada es fundamental para el correcto desarrollo del bebé y para mantener la salud de la madre. El médico de familia puede brindar recomendaciones sobre qué alimentos consumir y qué suplementos tomar, como ácido fólico, hierro y calcio, entre otros.

- Ejercicio durante el embarazo: mantenerse activa durante el embarazo es beneficioso tanto para la madre como para el bebé. El médico de familia puede aconsejar sobre qué tipo de ejercicio es más adecuado y seguro en cada etapa del embarazo.

- Control prenatal: las visitas regulares al médico de familia durante el embarazo permiten monitorear el desarrollo del bebé y detectar posibles complicaciones a tiempo. El médico de familia puede indicar la frecuencia de las consultas y qué exámenes son necesarios en cada etapa del embarazo.

3. Consultas en la infancia

Los niños, especialmente durante sus primeros años de vida, requieren de cuidados y atención médica específica. Algunas de las consultas más frecuentes en esta etapa incluyen:

- Vacunación: el médico de familia es el encargado de administrar las vacunas correspondientes a cada etapa de la vida del niño, de acuerdo con el calendario de vacunación establecido en cada país. Las vacunas son fundamentales para prevenir enfermedades y proteger la salud del niño.

- Crecimiento y desarrollo: el médico de familia debe evaluar el crecimiento y desarrollo del niño en cada consulta, para asegurarse de que se encuentra dentro de los parámetros normales. Esto incluye la medición del peso, la talla y la evaluación del desarrollo motor, cognitivo y emocional.

- Alimentación: la alimentación es fundamental para el crecimiento y desarrollo del niño. El médico de familia puede brindar orientación sobre qué alimentos son adecuados en cada etapa de la vida y cómo prevenir problemas como la obesidad infantil.

- Enfermedades comunes en la infancia: los niños son propensos a sufrir enfermedades como resfriados, infecciones de oído, alergias, entre otras. El médico de familia puede diagnosticar y tratar estas enfermedades, así como brindar consejos para prevenirlas.

4. Consultas en la adolescencia

La adolescencia es una etapa de la vida en la que se producen cambios físicos, emocionales y sociales importantes. Algunas de las consultas más frecuentes en esta etapa incluyen:

- Cambios en el cuerpo: la pubertad trae consigo cambios en el cuerpo de los adolescentes, como el crecimiento de vello, el desarrollo de las mamas en las mujeres y el aumento del tamaño de los testículos en los hombres. El médico de familia puede orientar a los adolescentes sobre estos cambios y cómo manejarlos.

- Salud sexual y reproductiva: es fundamental que los adolescentes reciban información y orientación sobre salud sexual y reproductiva, para prevenir embarazos no deseados y enfermedades de transmisión sexual. El médico de familia puede brindar esta información y, en caso necesario, recetar métodos anticonceptivos.

- Problemas emocionales y de salud mental: la adolescencia es una etapa en la que pueden surgir problemas emocionales y de salud mental, como la ansiedad, la depresión o los trastornos alimentarios. El médico de familia puede detectar estos problemas y, si es necesario, derivar al adolescente a un especialista.

5. Consultas en la adultez

Los adultos también pueden presentar consultas específicas en función de su edad, sexo y estilo de vida. Algunas de las consultas más frecuentes en esta etapa incluyen:

- Enfermedades crónicas: la prevalencia de enfermedades crónicas, como la diabetes, la hipertensión o el colesterol alto, aumenta con la edad. El médico de familia puede diagnosticar y tratar estas enfermedades, así como brindar consejos para prevenirlas y controlarlas.

- Salud sexual y reproductiva: los adultos también pueden requerir orientación y tratamiento en temas relacionados con la salud sexual y reproductiva, como la anticoncepción, la infertilidad o la menopausia.

- Prevención y detección de enfermedades: el médico de familia puede realizar exámenes de rutina para detectar enfermedades en etapas tempranas, como el cáncer de mama, el cáncer de próstata o el cáncer de colon, entre otros.

6. Consultas en la tercera edad

La tercera edad es una etapa de la vida en la que pueden surgir problemas de salud específicos. Algunas de las consultas más frecuentes en esta etapa incluyen:

- Enfermedades crónicas: el médico de familia debe controlar y tratar las enfermedades crónicas que puedan presentar los adultos mayores, como la diabetes, la hipertensión o el colesterol alto.

- Problemas de movilidad y caídas: los adultos mayores pueden presentar problemas de movilidad y un mayor riesgo de caídas. El médico de familia puede brindar consejos para prevenir estos problemas y, si es necesario, derivar al paciente a un especialista.

- Salud mental: los adultos mayores pueden experimentar problemas de salud mental, como la depresión, la ansiedad o la demencia. El médico de familia puede detectar estos problemas y, si es necesario, derivar al paciente a un especialista.

7. Conclusión

El médico de familia es un profesional de la salud que brinda atención integral a las personas en todas las etapas de la vida. En este capítulo, hemos abordado algunas de las consultas más frecuentes que se presentan en situaciones especiales, como el embarazo, la infancia, la adolescencia, la adultez y la tercera edad. Es fundamental que las personas acudan a su médico de familia ante cualquier duda o preocupación relacionada con su salud, para recibir orientación, diagnóstico y tratamiento adecuados.

Bibliografía

1. American Academy of Family Physicians. (2020). Family Medicine: Scope and Philosophy of Practice. Recuperado de https://www.aafp.org/about/policies/all/family-medicine-scope.html

2. World Health Organization. (2018). Primary Health Care. Recuperado de https://www.who.int/news-room/fact-sheets/detail/primary-health-care

3. American College of Obstetricians and Gynecologists. (2020). Prenatal Care. Recuperado de https://www.acog.org/womens-health/faqs/prenatal-care

4. Centers for Disease Control and Prevention. (2019). Childhood Vaccination. Recuperado de https://www.cdc.gov/vaccines/parents/childhood-vaccines/index.html

5. American Academy of Pediatrics. (2020). Stages of Adolescence. Recuperado de https://www.healthychildren.org/English/ages-stages/teen/Pages/Stages-of-Adolescence.aspx

6. World Health Organization. (2018). Ageing and Health. Recuperado de https://www.who.int/news-room/fact-sheets/detail/ageing-and-health

8.1. Viajes y salud del viajero

Capítulo: Consultas frecuentes al médico de familia en situaciones especiales: Viajes y salud del viajero

Introducción

Los viajes, ya sean por placer, trabajo o estudios, son una parte importante de la vida de muchas personas. Sin embargo, viajar también puede exponer a los viajeros a diferentes riesgos para la salud, especialmente cuando se visitan países con condiciones sanitarias diferentes a las de su lugar de origen. Por ello, es fundamental que los viajeros estén informados y preparados para enfrentar posibles problemas de salud durante sus viajes.

En este capítulo, abordaremos las consultas más frecuentes que los viajeros realizan a su médico de familia antes, durante y después de sus viajes. Además, ofreceremos consejos prácticos para prevenir y manejar problemas de salud comunes en los viajeros.

1. Consultas previas al viaje

1.1. Vacunas y profilaxis

Una de las principales preocupaciones de los viajeros es la prevención de enfermedades infecciosas. Por ello, es fundamental que consulten a su médico de familia acerca de las vacunas y medidas profilácticas necesarias para el destino al que se dirigen.

Las vacunas recomendadas para los viajeros pueden dividirse en tres categorías:

- Vacunas de rutina: Son aquellas que forman parte del calendario de vacunación de cada país y que deben estar al día independientemente de si se va a viajar o no. Ejemplos de estas vacunas son la triple vírica (sarampión, rubéola y parotiditis), la vacuna contra la hepatitis B y la vacuna contra el tétanos.

- Vacunas específicas para viajeros: Son aquellas que se recomiendan en función del destino y las actividades que se realizarán durante el viaje. Algunas de estas vacunas son la fiebre amarilla, la hepatitis A, la fiebre tifoidea, la encefalitis japonesa y la rabia.

- Vacunas obligatorias: Son aquellas que algunos países exigen a los viajeros para ingresar a su territorio. La vacuna contra la fiebre amarilla es la única vacuna que se exige de forma obligatoria en algunos países.

Además de las vacunas, es importante que los viajeros consulten a su médico de familia acerca de la necesidad de tomar medicamentos profilácticos para prevenir enfermedades como la malaria o la enfermedad del sueño, especialmente si viajan a zonas endémicas.

1.2. Evaluación del estado de salud y enfermedades crónicas

Antes de realizar un viaje, es fundamental que los viajeros consulten a su médico de familia para evaluar su estado de salud general y asegurarse de que están en condiciones de viajar. Esto es especialmente importante en el caso de personas con enfermedades crónicas, como diabetes, hipertensión, enfermedades cardiovasculares, enfermedades respiratorias o enfermedades autoinmunitarias, entre otras.

El médico de familia debe evaluar si el paciente está en condiciones de viajar y, en caso afirmativo, brindar recomendaciones específicas para el manejo de su enfermedad durante el viaje. Esto puede incluir ajustes en la medicación, recomendaciones sobre el manejo del estrés y la fatiga, y consejos sobre cómo acceder a atención médica en el destino en caso de ser necesario.

1.3. Embarazo y lactancia

Las mujeres embarazadas y lactantes también deben consultar a su médico de familia antes de realizar un viaje. En general, el segundo trimestre del embarazo es el período más seguro para viajar, ya que el riesgo de complicaciones es menor. Sin embargo, cada caso es diferente y el médico de familia debe evaluar si la paciente está en condiciones de viajar y brindar recomendaciones específicas.

En el caso de las mujeres lactantes, es importante que consulten a su médico de familia acerca de las vacunas y medicamentos profilácticos que pueden tomar durante la lactancia, así como de las precauciones que deben tener en cuenta para mantener una lactancia segura durante el viaje.

2. Consultas durante el viaje

2.1. Diarrea del viajero

La diarrea del viajero es una de las enfermedades más comunes en los viajeros y suele ser causada por la ingesta de alimentos o agua contaminados. Los síntomas incluyen diarrea, dolor abdominal, náuseas, vómitos y fiebre. En la mayoría de los casos, la diarrea del viajero es autolimitada y se resuelve en unos días sin tratamiento específico.

Sin embargo, es importante que los viajeros consulten a su médico de familia si presentan diarrea persistente o severa, fiebre alta, sangre en las heces o signos de deshidratación, como sed intensa, boca seca, orina oscura y escasa, mareos o debilidad. En estos casos, el médico de familia puede recomendar el uso de medicamentos antidiarreicos, antibióticos o rehidratación oral, según la situación.

2.2. Enfermedades transmitidas por insectos

Los viajeros pueden estar expuestos a enfermedades transmitidas por insectos, como la malaria, el dengue, la fiebre amarilla, la enfermedad de Chagas o la encefalitis japonesa, entre otras. Es fundamental que consulten a su médico de familia si presentan síntomas como fiebre, escalofríos, dolor de cabeza, dolores musculares, erupciones cutáneas o sangrado, especialmente si han estado en zonas endémicas.

El médico de familia puede orientar al paciente sobre las medidas de prevención y tratamiento específicas para cada enfermedad, así como sobre la necesidad de realizar pruebas diagnósticas o derivar al paciente a un especialista en enfermedades infecciosas.

2.3. Accidentes y lesiones

Los accidentes y lesiones son otra causa frecuente de consulta médica durante los viajes. Los viajeros pueden sufrir caídas, golpes, cortes, quemaduras, picaduras de animales o intoxicaciones, entre otros. Es importante que consulten a su médico de familia si presentan síntomas o signos de gravedad, como dolor intenso, deformidad, pérdida de función, fiebre, enrojecimiento, hinchazón o pus en la zona afectada.

El médico de familia puede orientar al paciente sobre las medidas de primeros auxilios, el uso de medicamentos analgésicos, antiinflamatorios o antibióticos, y la necesidad de acudir a un centro de atención médica en el destino para recibir tratamiento específico.

3. Consultas después del viaje

3.1. Enfermedades infecciosas

Al regresar de un viaje, es importante que los viajeros estén atentos a la aparición de síntomas que puedan indicar una enfermedad infecciosa adquirida durante el viaje. Algunas de estas enfermedades pueden tener un período de incubación largo y manifestarse semanas o incluso meses después del regreso.

Si presentan síntomas como fiebre, escalofríos, dolor de cabeza, dolores musculares, erupciones cutáneas, diarrea, tos, dificultad para respirar o ictericia, entre otros, deben consultar a su médico de familia para recibir orientación sobre las pruebas diagnósticas y el tratamiento específico.

3.2. Problemas de salud mental

Los viajes pueden ser una fuente de estrés y ansiedad para algunas personas, especialmente si han enfrentado situaciones difíciles o traumáticas durante el viaje. Es importante que los viajeros consulten a su médico de familia si experimentan síntomas de ansiedad, depresión, insomnio, irritabilidad, cambios en el apetito o en el peso, o dificultades para retomar sus actividades cotidianas después del regreso.

El médico de familia puede orientar al paciente sobre las medidas de autocuidado, el uso de medicamentos ansiolíticos o antidepresivos, y la derivación a un especialista en salud mental si es necesario.

Conclusión

La salud del viajero es un aspecto fundamental a tener en cuenta antes, durante y después de un viaje. Las consultas al médico de familia son esenciales para prevenir y manejar problemas de salud comunes en los viajeros, así como para recibir orientación y apoyo en situaciones especiales, como enfermedades crónicas, embarazo, lactancia o problemas de salud mental.

Bibliografía

1. World Health Organization. International travel and health. Geneva: World Health Organization; 2012.

2. Centers for Disease Control and Prevention. Travelers' health. Atlanta: Centers for Disease Control and Prevention; 2019.

3. Hill DR, Ericsson CD, Pearson RD, Keystone JS, Freedman DO, Kozarsky PE, et al. The practice of travel medicine: guidelines by the Infectious Diseases Society of America. Clin Infect Dis. 2006;43(12):1499-539.

4. Steffen R, Hill DR, DuPont HL. Traveler's diarrhea: a clinical review. JAMA. 2015;313(1):71-80.

5. Leder K, Torresi J, Libman MD, Cramer JP, Castelli F, Schlagenhauf P, et al. GeoSentinel surveillance of illness in returned travelers, 2007-2011. Ann Intern Med. 2013;158(6):456-68.

8.2. Enfermedades infecciosas y emergencias sanitarias

Capítulo : Consultas frecuentes al médico de familia en situaciones especiales: Enfermedades infecciosas y emergencias sanitarias

Introducción

Las enfermedades infecciosas y las emergencias sanitarias son situaciones especiales que requieren atención médica inmediata y adecuada. En este capítulo, abordaremos las consultas más frecuentes al médico de familia en estas situaciones, con el objetivo de proporcionar información clara y útil para el manejo de estas condiciones. También se incluirán consejos sobre prevención y medidas de autocuidado.

1. Enfermedades infecciosas

1.1. Gripe y resfriado común

La gripe y el resfriado común son infecciones virales del sistema respiratorio. Aunque ambos pueden presentar síntomas similares, como congestión nasal, tos y dolor de garganta, la gripe suele ser más grave y puede causar complicaciones en personas de alto riesgo, como niños pequeños, adultos mayores y personas con enfermedades crónicas.

Consulta frecuente: ¿Cuándo debo acudir al médico si tengo síntomas de gripe o resfriado?

En general, los resfriados y la gripe pueden tratarse en casa con reposo, hidratación y medicamentos de venta libre para aliviar los síntomas. Sin embargo, es importante consultar al médico de familia en los siguientes casos:

- Si los síntomas son graves o empeoran después de 3-5 días.
- Si tiene dificultad para respirar o dolor en el pecho.
- Si presenta signos de deshidratación, como orina oscura, mareos o sequedad en la boca.
- Si pertenece a un grupo de alto riesgo y presenta síntomas de gripe.

1.2. Infecciones de transmisión sexual (ITS)

Las infecciones de transmisión sexual (ITS) son enfermedades infecciosas que se transmiten principalmente a través del contacto sexual. Algunas de las ITS más comunes incluyen la clamidia, la gonorrea, el virus del papiloma humano (VPH), la sífilis y el virus de inmunodeficiencia humana (VIH).

Consulta frecuente: ¿Cuándo debo realizarme pruebas de ITS y cómo puedo prevenirlas?

Es importante realizarse pruebas de ITS si ha tenido relaciones sexuales sin protección, si tiene síntomas que sugieren una ITS o si su pareja ha sido diagnosticada con una ITS. La prevención de las ITS incluye el uso de preservativos durante las relaciones sexuales, la limitación del número de parejas sexuales y la comunicación abierta con las parejas sobre el estado de las ITS.

2. Emergencias sanitarias

2.1. Infarto de miocardio

El infarto de miocardio, también conocido como ataque cardíaco, ocurre cuando el flujo sanguíneo al corazón se bloquea debido a la formación de un coágulo en una arteria coronaria. Esto puede causar daño o muerte del tejido cardíaco y es una emergencia médica.

Consulta frecuente: ¿Cuáles son los síntomas de un infarto de miocardio y qué debo hacer si sospecho que estoy teniendo uno?

Los síntomas de un infarto de miocardio pueden incluir:

- Dolor o presión en el pecho, que puede extenderse a los brazos, el cuello, la mandíbula, la espalda o el estómago.
- Dificultad para respirar.
- Sudoración, náuseas, mareos o desmayos.

Si sospecha que está teniendo un infarto de miocardio, llame a los servicios de emergencia de inmediato y mastique una aspirina si no es alérgico a ella. No conduzca al hospital usted mismo; espere a que llegue la ambulancia.

2.2. Accidente cerebrovascular

Un accidente cerebrovascular ocurre cuando el flujo sanguíneo a una parte del cerebro se interrumpe, ya sea por un coágulo de sangre (accidente cerebrovascular isquémico) o por la ruptura de un vaso sanguíneo (accidente cerebrovascular hemorrágico). Esto puede causar daño cerebral y es una emergencia médica.

Consulta frecuente: ¿Cuáles son los síntomas de un accidente cerebrovascular y qué debo hacer si sospecho que estoy teniendo uno?

Los síntomas de un accidente cerebrovascular pueden incluir:

- Debilidad o entumecimiento repentino en la cara, el brazo o la pierna, especialmente en un lado del cuerpo.
- Confusión, dificultad para hablar o entender el habla.
- Problemas de visión en uno o ambos ojos.
- Dificultad para caminar, mareos, pérdida de equilibrio o coordinación.
- Dolor de cabeza intenso y repentino sin causa conocida.

Si sospecha que está teniendo un accidente cerebrovascular, llame a los servicios de emergencia de inmediato y siga sus instrucciones. No conduzca al hospital usted mismo; espere a que llegue la ambulancia.

Conclusión

Las enfermedades infecciosas y las emergencias sanitarias requieren atención médica adecuada y oportuna. Conocer los síntomas y signos de estas condiciones y cuándo buscar ayuda médica puede marcar la diferencia en el manejo y el resultado de estas situaciones. Además, la prevención y el autocuidado son fundamentales para mantener una buena salud y evitar complicaciones.

Bibliografía

1. Centers for Disease Control and Prevention. (2020). Influenza (Flu). Recuperado de https://www.cdc.gov/flu/index.htm
2. World Health Organization. (2019). Sexually transmitted infections (STIs). Recuperado de https://www.who.int/news-room/fact-sheets/detail/sexually-transmitted-infections-(stis)
3. American Heart Association. (2017). Heart Attack Symptoms in Women. Recuperado de https://www.heart.org/en/health-topics/heart-attack/warning-signs-of-a-heart-attack/heart-attack-symptoms-in-women
4. American Stroke Association. (2018). Warning Signs and Symptoms. Recuperado de https://www.stroke.org/en/about-stroke/stroke-symptoms

8.3. Salud ocupacional y prevención de riesgos laborales

Capítulo: Consultas frecuentes al médico de familia en situaciones especiales: Salud ocupacional y prevención de riesgos laborales

Introducción

La salud ocupacional y la prevención de riesgos laborales son áreas fundamentales en la práctica médica de familia, ya que tienen un impacto directo en la salud y bienestar de los trabajadores. El médico de familia juega un papel crucial en la identificación, prevención y manejo de los problemas de salud relacionados con el trabajo, así como en la promoción de ambientes laborales saludables. Este capítulo abordará las consultas más frecuentes al médico de familia en el ámbito de la salud ocupacional y la prevención de riesgos laborales, con el objetivo de proporcionar información útil y accesible para el público en general.

1. ¿Qué es la salud ocupacional y por qué es importante?

La salud ocupacional es la disciplina médica que se ocupa de la prevención, diagnóstico y tratamiento de enfermedades y lesiones relacionadas con el trabajo. Su objetivo principal es promover y mantener el más alto grado de bienestar físico, mental y social de los trabajadores en todas las ocupaciones. La salud ocupacional es importante porque un ambiente de trabajo seguro y saludable contribuye a la prevención de enfermedades y lesiones, mejora la calidad de vida de los trabajadores y aumenta la productividad y competitividad de las empresas.

2. ¿Cuáles son los riesgos laborales más comunes y cómo pueden afectar la salud de los trabajadores?

Los riesgos laborales son aquellos factores presentes en el ambiente de trabajo que pueden causar daño a la salud de los trabajadores. Algunos de los riesgos laborales más comunes incluyen:

- Riesgos físicos: ruido, vibraciones, radiaciones, temperaturas extremas, iluminación inadecuada.

- Riesgos químicos: exposición a sustancias tóxicas, irritantes, alergénicas o cancerígenas.
- Riesgos biológicos: exposición a microorganismos patógenos, como bacterias, virus, hongos y parásitos.
- Riesgos ergonómicos: posturas inadecuadas, movimientos repetitivos, esfuerzos físicos excesivos, manipulación manual de cargas.
- Riesgos psicosociales: estrés laboral, acoso psicológico o sexual, violencia en el trabajo, falta de apoyo social, jornadas laborales prolongadas.

Estos riesgos pueden afectar la salud de los trabajadores de diversas maneras, causando enfermedades ocupacionales, accidentes de trabajo, trastornos musculoesqueléticos, problemas de salud mental, entre otros.

3. ¿Cuáles son las enfermedades ocupacionales más frecuentes y cómo se pueden prevenir?

Las enfermedades ocupacionales son aquellas que resultan de la exposición a riesgos laborales y pueden ser de origen físico, químico, biológico, ergonómico o psicosocial. Algunas de las enfermedades ocupacionales más frecuentes incluyen:

- Enfermedades respiratorias: asma ocupacional, neumonitis por hipersensibilidad, enfermedad pulmonar obstructiva crónica (EPOC), cáncer de pulmón.
- Enfermedades de la piel: dermatitis de contacto, urticaria, cáncer de piel.
- Enfermedades infecciosas: hepatitis B y C, tuberculosis, VIH, infecciones por hongos.
- Trastornos musculoesqueléticos: síndrome del túnel carpiano, tendinitis, lumbalgia, hernias discales.
- Problemas de salud mental: estrés laboral, burnout, depresión, ansiedad.

La prevención de las enfermedades ocupacionales se basa en la identificación y control de los riesgos laborales, la promoción de prácticas de trabajo seguras y saludables, la capacitación y educación de los trabajadores y la vigilancia médica periódica.

4. ¿Qué es un accidente de trabajo y cómo se puede prevenir?

Un accidente de trabajo es un suceso imprevisto y no deseado que ocurre durante el desempeño de las actividades laborales y que puede causar lesiones, enfermedades o incluso la muerte del trabajador. Los accidentes de trabajo pueden ser causados por factores humanos (errores, imprudencias, falta de capacitación), factores técnicos (maquinaria defectuosa, falta de mantenimiento) o factores organizativos (falta de supervisión, comunicación deficiente, presión por cumplir metas).

La prevención de los accidentes de trabajo se basa en la identificación y control de los riesgos laborales, la promoción de una cultura de seguridad y salud en el trabajo, la capacitación y educación de los trabajadores, la implementación de sistemas de gestión de la seguridad y salud en el trabajo y la investigación y análisis de los accidentes ocurridos.

5. ¿Cuál es el papel del médico de familia en la salud ocupacional y la prevención de riesgos laborales?

El médico de familia tiene un papel fundamental en la salud ocupacional y la prevención de riesgos laborales, ya que es el primer contacto de los trabajadores con el sistema de salud y puede contribuir a la identificación, prevención y manejo de los problemas de salud relacionados con el trabajo. Algunas de las funciones del médico de familia en este ámbito incluyen:

- Realizar una anamnesis ocupacional detallada para identificar posibles riesgos laborales y enfermedades ocupacionales.
- Diagnosticar y tratar enfermedades y lesiones relacionadas con el trabajo, así como orientar sobre las medidas de prevención y control.
- Colaborar con otros profesionales de la salud ocupacional, como médicos especialistas, enfermeras, higienistas y técnicos en prevención de riesgos laborales.
- Participar en la vigilancia médica periódica de los trabajadores, mediante la realización de exámenes médicos y pruebas complementarias.
- Promover la educación y capacitación de los trabajadores en temas de seguridad y salud en el trabajo, así como fomentar la participación activa de los trabajadores en la prevención de riesgos laborales.
- Colaborar con las empresas y las autoridades en la implementación de programas de prevención y promoción de la salud en el ámbito laboral.

Conclusión

La salud ocupacional y la prevención de riesgos laborales son aspectos esenciales en la práctica médica de familia, ya que tienen un impacto directo en la salud y bienestar de los trabajadores. El médico de familia juega un papel crucial en la identificación, prevención y manejo de los problemas de salud relacionados con el trabajo, así como en la promoción de ambientes laborales saludables. Este capítulo ha abordado las consultas más frecuentes al médico de familia en el ámbito de la salud ocupacional y la prevención de riesgos laborales, con el objetivo de proporcionar información útil y accesible para el público en general.

Bibliografía

1. International Labour Organization. Occupational safety and health. [Internet]. 2021 [cited 2021 Sep 20]. Available from: https://www.ilo.org/global/topics/safety-and-health-at-work/lang--en/index.htm
2. World Health Organization. Occupational health. [Internet]. 2021 [cited 2021 Sep 20]. Available from: https://www.who.int/health-topics/occupational-health
3. American Academy of Family Physicians. Occupational health. [Internet]. 2021 [cited 2021 Sep 20]. Available from: https://www.aafp.org/patient-care/public-health/occupational.html
4. European Agency for Safety and Health at Work. Introduction to work-related musculoskeletal disorders. [Internet]. 2021 [cited 2021 Sep 20]. Available from: https://osha.europa.eu/en/themes/musculoskeletal-disorders
5. National Institute for Occupational Safety and Health. Work-related stress. [Internet]. 2021 [cited 2021 Sep 20]. Available from: https://www.cdc.gov/niosh/topics/stress/

8.4. Deporte y actividad física

Capítulo: Consultas frecuentes al médico de familia en situaciones especiales: Deporte y actividad física

Introducción

El deporte y la actividad física son fundamentales para mantener una vida saludable y prevenir enfermedades. Sin embargo, también pueden generar dudas y preocupaciones en quienes los practican, especialmente si se trata de personas con condiciones médicas específicas o que están iniciando un programa de ejercicio. En este capítulo, abordaremos las consultas más frecuentes que los pacientes realizan a su médico de familia en relación con el deporte y la actividad física, y brindaremos información útil para aclarar dudas y promover una práctica segura y saludable.

1. ¿Qué tipo de actividad física es la más adecuada para mí?

La elección del tipo de actividad física depende de diversos factores, como la edad, el estado de salud, las preferencias personales y los objetivos que se quieran alcanzar. En general, se recomienda combinar actividades aeróbicas (como caminar, correr, nadar o andar en bicicleta) con ejercicios de fuerza y flexibilidad (como yoga, pilates o entrenamiento con pesas). Es importante consultar con el médico de familia antes de iniciar cualquier programa de ejercicio, especialmente si se padece alguna enfermedad crónica o se ha llevado una vida sedentaria.

2. ¿Cuánto tiempo y con qué frecuencia debo hacer ejercicio?

La Organización Mundial de la Salud (OMS) recomienda que los adultos realicen al menos 150 minutos de actividad física moderada o 75 minutos de actividad intensa por semana, distribuidos en al menos tres días. También se aconseja incluir ejercicios de fuerza muscular en dos o más días a la semana. Para los niños y adolescentes, se sugiere realizar al menos 60 minutos de actividad física diaria, incluyendo actividades aeróbicas y ejercicios de fuerza y flexibilidad.

3. ¿Es necesario hacer un chequeo médico antes de comenzar a hacer ejercicio?

Si bien la actividad física es beneficiosa para la mayoría de las personas, es importante realizar una evaluación médica previa, especialmente si se tienen factores de riesgo cardiovascular, se padece alguna enfermedad crónica o se ha llevado una vida sedentaria. El médico de familia puede orientar sobre las precauciones a tener en cuenta y las adaptaciones necesarias para cada caso.

4. ¿Qué precauciones debo tomar si tengo una enfermedad crónica?

Las personas con enfermedades crónicas, como diabetes, hipertensión, enfermedades cardíacas o pulmonares, pueden beneficiarse de la actividad física, pero es fundamental seguir las recomendaciones del médico de familia y adaptar el ejercicio a las necesidades y limitaciones individuales. Algunas precauciones generales incluyen:

- Comenzar de forma gradual y aumentar la intensidad y duración del ejercicio de manera progresiva.
- Evitar actividades de alto impacto o que generen un esfuerzo excesivo.
- Monitorear los síntomas y signos vitales, como la glucemia, la presión arterial o la frecuencia cardíaca, antes, durante y después del ejercicio.
- Mantener una buena hidratación y llevar una alimentación adecuada.
- Consultar al médico de familia ante cualquier duda o síntoma anormal.

5. ¿Puedo hacer ejercicio si estoy embarazada?

El ejercicio durante el embarazo puede ser beneficioso tanto para la madre como para el bebé, siempre y cuando se realice de forma segura y siguiendo las recomendaciones del médico de familia. Algunas actividades recomendadas durante el embarazo incluyen caminar, nadar, yoga prenatal y ejercicios de fortalecimiento muscular. Es importante evitar deportes de contacto, actividades de alto impacto o que impliquen riesgo de caídas, y no realizar ejercicio en condiciones extremas de calor o altitud.

6. ¿Cómo puedo prevenir lesiones al hacer ejercicio?

Para prevenir lesiones al hacer ejercicio, es fundamental seguir algunas pautas básicas:

- Realizar un calentamiento adecuado antes de comenzar la actividad física y estirar al finalizar.
- Utilizar calzado y ropa adecuada para cada tipo de actividad.
- Aprender y aplicar la técnica correcta en cada ejercicio o deporte.
- Escuchar al cuerpo y no forzarlo más allá de sus límites.
- Descansar y recuperarse adecuadamente entre sesiones de ejercicio.
- Consultar al médico de familia ante cualquier dolor, molestia o lesión.

7. ¿Qué debo hacer si sufro una lesión durante la actividad física?

En caso de sufrir una lesión durante la actividad física, es importante seguir el protocolo RICE (reposo, hielo, compresión y elevación) y consultar al médico de familia lo antes posible. El tratamiento y la recuperación dependerán del tipo y gravedad de la lesión, y es fundamental seguir las indicaciones médicas para evitar complicaciones y recaídas.

8. ¿Cómo puedo mantener la motivación para hacer ejercicio de forma regular?

Mantener la motivación para hacer ejercicio de forma regular puede ser un desafío, pero existen algunas estrategias que pueden ayudar:

- Establecer objetivos realistas y alcanzables a corto y largo plazo.
- Llevar un registro de los progresos y celebrar los logros.
- Variar las actividades y buscar opciones que resulten divertidas y agradables.
- Encontrar un compañero de ejercicio o unirse a un grupo o clase.
- Establecer una rutina y reservar tiempo específico para la actividad física.
- Recordar los beneficios del ejercicio para la salud y el bienestar.

Conclusión

El deporte y la actividad física son fundamentales para mantener una vida saludable y prevenir enfermedades. Sin embargo, es importante realizar una práctica segura y adaptada a las necesidades y limitaciones individuales. El médico de familia es un recurso valioso para orientar y responder a las consultas relacionadas con el ejercicio, y su apoyo puede ser clave para promover una vida activa y saludable.

Bibliografía

1. Organización Mundial de la Salud. (2010). Recomendaciones mundiales sobre actividad física para la salud. Ginebra: OMS.
2. American College of Sports Medicine. (2018). ACSM's Guidelines for Exercise Testing and Prescription (10th ed.). Philadelphia: Wolters Kluwer.

3. Warburton, D. E., & Bredin, S. S. (2017). Health benefits of physical activity: a systematic review of current systematic reviews. Current Opinion in Cardiology, 32(5), 541-556.
4. Caspersen, C. J., Powell, K. E., & Christenson, G. M. (1985). Physical activity, exercise, and physical fitness: definitions and distinctions for health-related research. Public Health Reports, 100(2), 126-131.
5. American Heart Association. (2018). Physical Activity Recommendations for Adults. Recuperado de https://www.heart.org/en/healthy-living/fitness/fitness-basics/aha-recs-for-physical-activity-in-adults
6. Artal, R., & O'Toole, M. (2003). Guidelines of the American College of Obstetricians and Gynecologists for exercise during pregnancy and the postpartum period. British Journal of Sports Medicine, 37(1), 6-12.

8.5. Salud ambiental y prevención de enfermedades relacionadas con el entorno

Capítulo: Consultas frecuentes al médico de familia en situaciones especiales: Salud ambiental y prevención de enfermedades relacionadas con el entorno

Introducción

La salud ambiental es un aspecto fundamental en la prevención y el control de enfermedades. El entorno en el que vivimos y trabajamos puede tener un impacto significativo en nuestra salud, y es responsabilidad de todos tomar medidas para proteger y mejorar la calidad del medio ambiente. Como médico de familia, es importante estar informado sobre las consultas más frecuentes relacionadas con la salud ambiental y las enfermedades asociadas al entorno, para poder ofrecer a los pacientes la información y el apoyo necesarios.

En este capítulo, abordaremos algunas de las consultas más comunes que los médicos de familia pueden recibir en relación con la salud ambiental y la prevención de enfermedades relacionadas con el entorno. También proporcionaremos información sobre cómo abordar estas consultas y ofrecer consejos prácticos para ayudar a los pacientes a proteger su salud y la de su entorno.

1. Contaminación del aire y enfermedades respiratorias

La contaminación del aire es un problema de salud pública que afecta a millones de personas en todo el mundo. La exposición a contaminantes del aire, como el dióxido de nitrógeno, el ozono y las partículas finas, puede aumentar el riesgo de enfermedades respiratorias, como el asma, la bronquitis crónica y la enfermedad pulmonar obstructiva crónica (EPOC).

Consultas frecuentes:

- ¿Cómo puedo protegerme de la contaminación del aire?
- ¿Qué efectos tiene la contaminación del aire en mi salud?
- ¿Cómo puedo reducir mi exposición a la contaminación del aire en mi hogar y lugar de trabajo?

Consejos prácticos:

- Manténgase informado sobre los niveles de contaminación del aire en su área y evite realizar actividades al aire libre cuando los niveles sean altos.
- Utilice purificadores de aire en su hogar y lugar de trabajo para reducir la exposición a contaminantes del aire.
- Evite fumar y limite la exposición al humo de segunda mano.

- Utilice transporte público, comparta el automóvil o camine siempre que sea posible para reducir las emisiones de gases contaminantes.

2. Exposición a sustancias químicas y tóxicas

La exposición a sustancias químicas y tóxicas en el entorno puede tener efectos perjudiciales para la salud. Algunas sustancias, como el plomo, el mercurio y los pesticidas, pueden causar problemas de salud a largo plazo, como daño neurológico, problemas reproductivos y cáncer.

Consultas frecuentes:

- ¿Cómo puedo saber si estoy expuesto a sustancias químicas y tóxicas?
- ¿Qué efectos tienen las sustancias químicas y tóxicas en mi salud?
- ¿Cómo puedo reducir mi exposición a sustancias químicas y tóxicas en mi hogar y lugar de trabajo?

Consejos prácticos:

- Conozca las sustancias químicas y tóxicas comunes en su entorno y cómo evitar la exposición.
- Utilice productos de limpieza y cuidado personal sin químicos nocivos y evite el uso de pesticidas en su hogar y jardín.
- Almacene y deseche adecuadamente los productos químicos y tóxicos para evitar la exposición accidental.
- Si trabaja con sustancias químicas y tóxicas, siga las pautas de seguridad y use equipo de protección personal.

3. Cambio climático y salud

El cambio climático es una amenaza global para la salud humana. Los cambios en el clima pueden aumentar la frecuencia e intensidad de eventos climáticos extremos, como tormentas, inundaciones y sequías, lo que puede tener efectos perjudiciales para la salud, como lesiones, enfermedades transmitidas por el agua y problemas de salud mental.

Consultas frecuentes:

- ¿Cómo afecta el cambio climático a mi salud?
- ¿Qué puedo hacer para protegerme de los efectos del cambio climático en mi salud?
- ¿Cómo puedo contribuir a la lucha contra el cambio climático?

Consejos prácticos:

- Manténgase informado sobre los riesgos para la salud asociados con el cambio climático y cómo protegerse.
- Adopte medidas para reducir su huella de carbono, como utilizar energías renovables, reducir el consumo de agua y reciclar.
- Participe en actividades comunitarias y políticas para abordar el cambio climático y proteger la salud pública.

4. Enfermedades transmitidas por vectores

Las enfermedades transmitidas por vectores, como la malaria, el dengue y la enfermedad de Lyme, son causadas por parásitos, virus y bacterias transmitidos por insectos y otros animales. El cambio climático y la degradación del medio ambiente pueden aumentar el riesgo de estas enfermedades al expandir la distribución geográfica de los vectores y aumentar su actividad.

Consultas frecuentes:

- ¿Cuáles son las enfermedades transmitidas por vectores más comunes en mi área?
- ¿Cómo puedo protegerme de las enfermedades transmitidas por vectores?
- ¿Qué puedo hacer para reducir el riesgo de enfermedades transmitidas por vectores en mi comunidad?

Consejos prácticos:

- Conozca las enfermedades transmitidas por vectores comunes en su área y cómo prevenirlas.
- Utilice repelentes de insectos y vista ropa protectora para reducir el riesgo de picaduras de insectos.
- Elimine los criaderos de mosquitos en su hogar y jardín, como agua estancada y recipientes que puedan acumular agua.
- Participe en programas comunitarios de control de vectores y promueva la educación sobre la prevención de enfermedades transmitidas por vectores.

Conclusión

La salud ambiental es un aspecto crucial en la prevención y el control de enfermedades. Como médico de familia, es esencial estar informado sobre las consultas más frecuentes relacionadas con la salud ambiental y las enfermedades asociadas al entorno, para poder ofrecer a los pacientes la información y el apoyo necesarios. Al abordar estas consultas y proporcionar consejos prácticos, los médicos de familia pueden desempeñar un papel fundamental en la promoción de la salud ambiental y la prevención de enfermedades relacionadas con el entorno.

Bibliografía

1. World Health Organization. (2018). Ambient air pollution: Health impacts. Retrieved from https://www.who.int/airpollution/ambient/health-impacts/en/
2. U.S. Environmental Protection Agency. (2020). Indoor air quality. Retrieved from https://www.epa.gov/indoor-air-quality-iaq
3. World Health Organization. (2019). Climate change and health. Retrieved from https://www.who.int/news-room/fact-sheets/detail/climate-change-and-health
4. Centers for Disease Control and Prevention. (2020). Vector-borne diseases. Retrieved from https://www.cdc.gov/ncezid/dvbd/index.html

Capítulo 9: Prevención y promoción de la salud en la consulta del médico de familia

Capítulo 1: Prevención y promoción de la salud en la consulta del médico de familia: Introducción

1.1. Introducción

La prevención y promoción de la salud son dos conceptos fundamentales en la práctica médica, especialmente en el ámbito de la medicina familiar. El médico de familia es el primer contacto que tiene el paciente con el sistema de salud y, por lo tanto, juega un papel crucial en la identificación y manejo de factores de riesgo, así como en la promoción de estilos de vida saludables. Este capítulo tiene como objetivo proporcionar una introducción a la prevención y promoción de la salud en la consulta del médico de familia, abordando conceptos clave, estrategias y herramientas útiles para llevar a cabo estas tareas de manera efectiva.

1.2. Conceptos clave en prevención y promoción de la salud

1.2.1. Prevención

La prevención se refiere al conjunto de intervenciones dirigidas a evitar o reducir la incidencia y prevalencia de enfermedades, lesiones y discapacidades en la población. La prevención se clasifica en tres niveles: primaria, secundaria y terciaria.

1.2.1.1. Prevención primaria

La prevención primaria tiene como objetivo evitar la aparición de enfermedades o lesiones antes de que ocurran. Esto se logra mediante la eliminación o reducción de factores de riesgo y la promoción de estilos de vida saludables. Ejemplos de prevención primaria incluyen la promoción de la actividad física, la alimentación saludable, el uso de cinturones de seguridad y la vacunación.

1.2.1.2. Prevención secundaria

La prevención secundaria se enfoca en la detección temprana y el tratamiento de enfermedades o lesiones en sus etapas iniciales, antes de que se vuelvan más graves o crónicas. Esto se logra mediante la realización de pruebas de detección y el diagnóstico precoz, así como el tratamiento oportuno y adecuado. Ejemplos de prevención secundaria incluyen la realización de mamografías para detectar el cáncer de mama, el control de la presión arterial para prevenir la hipertensión y el uso de medicamentos para controlar enfermedades crónicas como la diabetes.

1.2.1.3. Prevención terciaria

La prevención terciaria se centra en la rehabilitación y el manejo de enfermedades o lesiones crónicas para mejorar la calidad de vida y reducir las complicaciones y secuelas. Esto se logra mediante el manejo integral del paciente, incluyendo el tratamiento farmacológico, la terapia física y ocupacional, y el apoyo psicológico y social. Ejemplos de prevención terciaria incluyen la rehabilitación cardíaca después de un infarto de miocardio, el manejo del dolor crónico y el apoyo a pacientes con enfermedades terminales.

1.2.2. Promoción de la salud

La promoción de la salud es un enfoque amplio que busca mejorar la salud y el bienestar de las personas y las comunidades mediante la creación de entornos favorables, el fortalecimiento de la capacidad individual y colectiva para tomar decisiones saludables y la promoción de políticas públicas que favorezcan la salud. La promoción de la salud va más allá de la prevención de enfermedades específicas y se enfoca en el empoderamiento de las personas y las comunidades para que puedan controlar y mejorar su propia salud.

1.3. Estrategias y herramientas para la prevención y promoción de la salud en la consulta del médico de familia

1.3.1. Evaluación de riesgos y detección de factores de riesgo

Una de las principales funciones del médico de familia en la prevención y promoción de la salud es la identificación y manejo de factores de riesgo en sus pacientes. Esto se logra mediante la realización de una evaluación de riesgos, que incluye la revisión de antecedentes personales y familiares, la realización de exámenes físicos y pruebas de laboratorio, y la identificación de comportamientos y estilos de vida que puedan aumentar el riesgo de enfermedades o lesiones.

1.3.2. Educación y consejería para la salud

El médico de familia tiene un papel fundamental en la educación y consejería para la salud de sus pacientes. Esto incluye proporcionar información sobre estilos de vida saludables, como la alimentación adecuada, la actividad física regular, el abandono del tabaco y el consumo moderado de alcohol, así como la importancia de la adherencia al tratamiento y la realización de pruebas de detección y seguimiento según las recomendaciones.

1.3.3. Coordinación y derivación a otros profesionales de la salud

El médico de familia debe trabajar en colaboración con otros profesionales de la salud, como enfermeras, nutricionistas, fisioterapeutas y psicólogos, para proporcionar una atención integral y coordinada a sus pacientes. Esto incluye la derivación a otros profesionales cuando sea necesario, así como el seguimiento y la comunicación efectiva entre los diferentes miembros del equipo de atención de la salud.

1.3.4. Participación en programas y políticas de salud pública

El médico de familia también puede contribuir a la prevención y promoción de la salud a nivel comunitario y poblacional, participando en programas y políticas de salud pública. Esto puede incluir la promoción de la vacunación, la participación en campañas de prevención de enfermedades crónicas y la colaboración con organizaciones comunitarias y autoridades sanitarias en la implementación de estrategias de promoción de la salud.

1.4. Conclusión

La prevención y promoción de la salud son aspectos fundamentales en la práctica del médico de familia, que tiene un papel clave en la identificación y manejo de factores de riesgo, la educación y consejería para la salud, y la coordinación y derivación a otros profesionales de la salud. Además, el médico de familia puede contribuir a la prevención y promoción de la salud a nivel comunitario y poblacional, participando en programas y políticas de salud pública. Para llevar a cabo estas tareas de manera efectiva, es importante contar con estrategias y herramientas adecuadas, así como una formación continua y actualizada en prevención y promoción de la salud.

Bibliografía

1. Starfield B, Shi L, Macinko J. Contribution of primary care to health systems and health. Milbank Q. 2005;83(3):457-502.

2. World Health Organization. The World Health Report 2008: Primary Health Care - Now More Than Ever. Geneva: WHO; 2008.

3. Gérvas J, Pérez Fernández M, Sánchez Sánchez RJ. Prevención clínica en atención primaria. En: Martín Zurro A, Cano Pérez JF, eds. Atención Primaria. Conceptos, organización y práctica clínica. 8ª ed. Barcelona: Elsevier; 2018. p. 169-184.

4. Nutbeam D. Health promotion glossary. Health Promot Int. 1998;13(4):349-364.

5. U.S. Preventive Services Task Force. Guide to Clinical Preventive Services. Rockville, MD: Agency for Healthcare Research and Quality; 2014.

6. Ministerio de Sanidad, Servicios Sociales e Igualdad. Estrategia de Promoción de la Salud y Prevención en el SNS. Madrid: MSSSI; 2013.

9.1. Estrategias de prevención primaria y secundaria

Capítulo: Prevención y promoción de la salud en la consulta del médico de familia: Estrategias de prevención primaria y secundaria

Introducción

La prevención y promoción de la salud son dos conceptos fundamentales en la práctica médica, especialmente en el ámbito de la medicina familiar. La prevención se refiere a las acciones que se llevan a cabo para evitar la aparición de enfermedades o para detectarlas en sus etapas iniciales, mientras que la promoción de la salud se enfoca en fomentar estilos de vida saludables y mejorar el bienestar general de la población.

En este capítulo, se describirán las estrategias de prevención primaria y secundaria que se pueden implementar en la consulta del médico de familia, con el objetivo de ayudar a los pacientes a mantenerse sanos y prevenir enfermedades. Además, se proporcionará información sobre cómo los médicos de familia pueden promover la salud y el bienestar de sus pacientes a través de la educación y el apoyo.

1. Prevención primaria

La prevención primaria se refiere a las intervenciones que se realizan antes de que se desarrolle una enfermedad, con el objetivo de evitar su aparición. Estas intervenciones pueden ser de diferentes tipos, como cambios en el estilo de vida, vacunación, o medidas de higiene y seguridad. A continuación, se describen algunas de las estrategias de prevención primaria más relevantes en la consulta del médico de familia.

1.1. Promoción de estilos de vida saludables

Una de las principales funciones del médico de familia es promover estilos de vida saludables entre sus pacientes, ya que esto puede prevenir la aparición de diversas enfermedades crónicas, como la diabetes, la hipertensión arterial, la obesidad y el cáncer. Algunos de los aspectos clave en la promoción de estilos de vida saludables incluyen:

- Fomentar una alimentación equilibrada y variada, rica en frutas, verduras, cereales integrales, legumbres, pescado y aceite de oliva, y baja en grasas saturadas, azúcares y sal.
- Promover la actividad física regular, adaptada a las capacidades y preferencias de cada paciente. Se recomienda realizar al menos 150 minutos de actividad física moderada o 75 minutos de actividad física intensa por semana, además de ejercicios de fortalecimiento muscular en dos o más días a la semana.
- Desaconsejar el consumo de tabaco y alcohol, o al menos promover su consumo responsable y moderado.
- Fomentar el mantenimiento de un peso saludable, mediante el equilibrio entre la ingesta calórica y el gasto energético.
- Promover la salud mental, a través de la gestión del estrés, el fomento de las relaciones sociales y el apoyo emocional.

1.2. Vacunación

La vacunación es una de las estrategias de prevención primaria más efectivas y seguras, ya que permite proteger a la población frente a diversas enfermedades infecciosas. El médico de familia debe asegurarse de que sus pacientes estén al día con el calendario de vacunación establecido por las autoridades sanitarias, tanto en niños como en adultos. Además, es importante informar a los pacientes sobre la importancia de la vacunación y resolver cualquier duda o temor que puedan tener al respecto.

1.3. Prevención de accidentes y lesiones

El médico de familia también puede contribuir a la prevención de accidentes y lesiones, proporcionando información y consejos sobre medidas de seguridad en el hogar, en el trabajo y en la práctica de actividades deportivas. Algunas de las recomendaciones que se pueden ofrecer incluyen:

- Utilizar cinturón de seguridad en el automóvil y casco en bicicleta o motocicleta.
- Colocar protectores en las esquinas de los muebles y barreras de seguridad en las escaleras para prevenir accidentes en niños pequeños.
- Utilizar calzado adecuado y superficies antideslizantes en el baño para prevenir caídas.
- Almacenar productos químicos y medicamentos fuera del alcance de los niños.
- Fomentar la práctica de deportes y actividades físicas de forma segura, utilizando el equipo de protección adecuado y siguiendo las recomendaciones de los profesionales.

2. Prevención secundaria

La prevención secundaria se enfoca en la detección temprana de enfermedades, con el objetivo de iniciar el tratamiento lo antes posible y evitar complicaciones o secuelas. En la consulta del médico de familia, se pueden llevar a cabo diversas actividades de prevención secundaria, como el cribado de enfermedades y el seguimiento de pacientes con factores de riesgo.

2.1. Cribado de enfermedades

El cribado es un proceso mediante el cual se identifican enfermedades o condiciones de salud en personas aparentemente sanas, con el objetivo de iniciar un tratamiento precoz y mejorar el pronóstico. Algunos de los cribados más comunes en la consulta del médico de familia incluyen:

- Cribado de cáncer de mama mediante mamografía en mujeres de 50 a 69 años, cada dos años.
- Cribado de cáncer de cérvix mediante citología vaginal (Papanicolaou) en mujeres de 25 a 65 años, cada tres años.
- Cribado de cáncer colorrectal mediante test de sangre oculta en heces en personas de 50 a 74 años, cada dos años, o mediante colonoscopia en personas con factores de riesgo.
- Cribado de diabetes mellitus tipo 2 mediante determinación de glucemia en ayunas en personas con factores de riesgo, como antecedentes familiares, obesidad o hipertensión arterial.
- Cribado de hipertensión arterial mediante medición de la presión arterial en adultos a partir de los 18 años, al menos una vez cada dos años.

2.2. Seguimiento de pacientes con factores de riesgo

El médico de familia debe identificar a aquellos pacientes que presentan factores de riesgo para el desarrollo de enfermedades crónicas, como antecedentes familiares, tabaquismo, obesidad, sedentarismo o consumo excesivo de alcohol, y realizar un seguimiento adecuado para detectar cualquier signo o síntoma de enfermedad en sus etapas iniciales. Este seguimiento puede incluir la realización de pruebas diagnósticas, la monitorización de parámetros clínicos y la promoción de cambios en el estilo de vida.

Conclusión

La prevención y promoción de la salud son aspectos fundamentales en la consulta del médico de familia, ya que permiten mantener a la población sana y prevenir la aparición de enfermedades. Mediante la implementación de estrategias de prevención primaria y secundaria, los médicos de familia pueden contribuir a mejorar la calidad de vida de sus pacientes y reducir la carga de enfermedad en la sociedad.

Bibliografía

1. Gérvas J, Pérez Fernández M. Prevención y promoción de la salud en atención primaria. En: Gérvas J, Pérez Fernández M, editores. Atención primaria: conceptos, organización y práctica clínica. Madrid: Elsevier; 2006. p. 97-110.
2. Organización Mundial de la Salud. Estrategia mundial sobre régimen alimentario, actividad física y salud. Ginebra: OMS; 2004.
3. Comité Asesor de Vacunas de la Asociación Española de Pediatría. Calendario de vacunaciones de la AEP: recomendaciones 2021. An Pediatr (Barc). 2021;94(1):58.e1-58.e8.
4. U.S. Preventive Services Task Force. Recomendaciones sobre cribado de enfermedades. Disponible en: https://www.uspreventiveservicestaskforce.org/
5. Sociedad Española de Medicina Familiar y Comunitaria. Guía de prevención y promoción de la salud en atención primaria. Barcelona: semFYC Ediciones; 2018.

9.2. Programas de cribado y detección temprana

Capítulo: Prevención y promoción de la salud en la consulta del médico de familia: Programas de cribado y detección temprana

Introducción

La prevención y promoción de la salud son dos conceptos fundamentales en la atención primaria de salud y, en particular, en la consulta del médico de familia. La prevención se refiere a las acciones que se llevan a cabo para evitar la aparición de enfermedades o para detectarlas en sus etapas iniciales, mientras que la promoción de la salud se enfoca en fomentar estilos de vida saludables y mejorar el bienestar general de la población.

Los programas de cribado y detección temprana son herramientas esenciales en la prevención de enfermedades, ya que permiten identificar a las personas que tienen un mayor riesgo de desarrollar una enfermedad específica o detectar la enfermedad en sus etapas iniciales, cuando el tratamiento es más efectivo y menos invasivo. En este capítulo, se describirán los principales programas de cribado y detección temprana que se llevan a cabo en la consulta del médico de familia, así como las recomendaciones y pautas para su implementación.

1. Programas de cribado y detección temprana en la consulta del médico de familia

1.1. Cribado del cáncer

El cáncer es una de las principales causas de muerte en todo el mundo, y su detección temprana es fundamental para mejorar las tasas de supervivencia y reducir la morbilidad asociada a esta enfermedad. Los programas de cribado del cáncer tienen como objetivo identificar a las personas que tienen un mayor riesgo de desarrollar cáncer o detectar la enfermedad en sus etapas iniciales, cuando el tratamiento es más efectivo y menos invasivo.

1.1.1. Cribado del cáncer de mama

El cáncer de mama es el cáncer más común en mujeres y uno de los principales causantes de muerte por cáncer en todo el mundo. El cribado del cáncer de mama se realiza mediante la mamografía, una prueba de imagen que utiliza rayos X para detectar cambios en el tejido mamario que puedan indicar la presencia de cáncer.

Las recomendaciones para el cribado del cáncer de mama varían según la edad y el riesgo de la paciente:

- Mujeres de 40 a 49 años: se recomienda realizar una mamografía cada 1-2 años, dependiendo del riesgo individual y las preferencias de la paciente.
- Mujeres de 50 a 74 años: se recomienda realizar una mamografía cada 2 años.
- Mujeres mayores de 74 años: la decisión de continuar con el cribado debe basarse en la salud general de la paciente y su esperanza de vida.

1.1.2. Cribado del cáncer de cérvix

El cáncer de cérvix es el cuarto cáncer más común en mujeres y puede prevenirse mediante la detección temprana de lesiones precancerosas. El cribado del cáncer de cérvix se realiza mediante la prueba de Papanicolaou (citología) y, en algunos casos, la prueba del virus del papiloma humano (VPH).

Las recomendaciones para el cribado del cáncer de cérvix son las siguientes:

- Mujeres de 21 a 29 años: se recomienda realizar una citología cada 3 años.
- Mujeres de 30 a 65 años: se recomienda realizar una citología y una prueba de VPH cada 5 años o solo una citología cada 3 años.

- Mujeres mayores de 65 años: si tienen antecedentes de resultados normales en las pruebas de cribado, pueden dejar de realizarse el cribado.

1.1.3. Cribado del cáncer colorrectal

El cáncer colorrectal es el tercer cáncer más común en hombres y mujeres y puede prevenirse mediante la detección temprana de pólipos precancerosos. El cribado del cáncer colorrectal se puede realizar mediante diferentes pruebas, como la colonoscopia, la sigmoidoscopia, la prueba de sangre oculta en heces o la prueba de ADN fecal.

Las recomendaciones para el cribado del cáncer colorrectal son las siguientes:

- Personas de 50 a 75 años: se recomienda realizar una colonoscopia cada 10 años, una sigmoidoscopia cada 5 años, una prueba de sangre oculta en heces anualmente o una prueba de ADN fecal cada 3 años, dependiendo de las preferencias y el riesgo individual.
- Personas mayores de 75 años: la decisión de continuar con el cribado debe basarse en la salud general y la esperanza de vida.

1.2. Cribado de enfermedades cardiovasculares

Las enfermedades cardiovasculares son la principal causa de muerte en todo el mundo, y su prevención y detección temprana son fundamentales para reducir la morbilidad y mortalidad asociadas a estas enfermedades. El cribado de enfermedades cardiovasculares se realiza mediante la evaluación del riesgo cardiovascular, que incluye la medición de la presión arterial, el colesterol y otros factores de riesgo, como la diabetes, el tabaquismo y la obesidad.

Las recomendaciones para el cribado de enfermedades cardiovasculares son las siguientes:

- Personas de 40 años o más: se recomienda realizar una evaluación del riesgo cardiovascular cada 5 años o con mayor frecuencia si existen factores de riesgo.
- Personas con antecedentes familiares de enfermedad cardiovascular prematura: se recomienda realizar una evaluación del riesgo cardiovascular a partir de los 20 años.

1.3. Cribado de diabetes

La diabetes es una enfermedad crónica que afecta a millones de personas en todo el mundo y puede causar complicaciones graves si no se detecta y se trata a tiempo. El cribado de la diabetes se realiza mediante la medición de los niveles de glucosa en sangre, ya sea en ayunas o mediante una prueba de tolerancia a la glucosa.

Las recomendaciones para el cribado de diabetes son las siguientes:

- Personas de 45 años o más: se recomienda realizar una prueba de glucosa en sangre cada 3 años o con mayor frecuencia si existen factores de riesgo, como obesidad, antecedentes familiares de diabetes o enfermedad cardiovascular.
- Personas con sobrepeso u obesidad y otros factores de riesgo: se recomienda realizar una prueba de glucosa en sangre a partir de los 18 años.

1.4. Cribado de enfermedades infecciosas

El cribado de enfermedades infecciosas es fundamental para prevenir la transmisión y las complicaciones asociadas a estas enfermedades. Algunas de las enfermedades infecciosas que se pueden detectar mediante el cribado son el VIH, la hepatitis B y C, la sífilis y la tuberculosis.

Las recomendaciones para el cribado de enfermedades infecciosas varían según la enfermedad y la población a la que va dirigido el cribado. Por ejemplo, se recomienda realizar el cribado del VIH a todas las personas de 15 a 65 años, mientras que el cribado de la hepatitis B y C se recomienda en personas con factores de riesgo, como el uso de drogas inyectables o la práctica de relaciones sexuales sin protección.

2. Implementación de programas de cribado y detección temprana en la consulta del médico de familia

La implementación de programas de cribado y detección temprana en la consulta del médico de familia requiere de una planificación y coordinación adecuadas, así como de la formación y actualización del personal sanitario en las técnicas de cribado y las recomendaciones vigentes.

Algunas de las acciones que se pueden llevar a cabo para implementar programas de cribado y detección temprana en la consulta del médico de familia son las siguientes:

- Establecer protocolos y guías de práctica clínica basadas en la evidencia científica y las recomendaciones de las autoridades sanitarias.
- Realizar una evaluación del riesgo individual de cada paciente, teniendo en cuenta factores como la edad, el sexo, los antecedentes familiares y los factores de riesgo modificables.
- Informar a los pacientes sobre la importancia del cribado y la detección temprana, así como sobre los beneficios y riesgos asociados a cada prueba de cribado.
- Facilitar el acceso a las pruebas de cribado y garantizar la calidad y la confidencialidad de los resultados.

- Realizar un seguimiento adecuado de los pacientes con resultados anormales en las pruebas de cribado, asegurando la derivación a los servicios especializados y el tratamiento oportuno.

Conclusión

Los programas de cribado y detección temprana son herramientas esenciales en la prevención y promoción de la salud en la consulta del médico de familia. La implementación de estos programas requiere de una planificación y coordinación adecuadas, así como de la formación y actualización del personal sanitario en las técnicas de cribado y las recomendaciones vigentes. La detección temprana de enfermedades como el cáncer, las enfermedades cardiovasculares, la diabetes y las enfermedades infecciosas puede mejorar significativamente la calidad de vida y la supervivencia de los pacientes, así como reducir la carga económica y social asociada a estas enfermedades.

Bibliografía

1. American Cancer Society. (2020). Cancer screening guidelines by age. Recuperado de https://www.cancer.org/healthy/find-cancer-early/cancer-screening-guidelines/screening-recommendations-by-age.html
2. U.S. Preventive Services Task Force. (2019). Recommendations for primary care practice. Recuperado de https://www.uspreventiveservicestaskforce.org/uspstf/recommendation-topics/uspstf-and-b-recommendations
3. World Health Organization. (2019). Cancer prevention. Recuperado de https://www.who.int/cancer/prevention/en/

4. American Diabetes Association. (2020). Standards of medical care in diabetes?2020. Diabetes Care, 43(Supplement 1), S1-S212.
5. Centers for Disease Control and Prevention. (2019). HIV testing. Recuperado de https://www.cdc.gov/hiv/testing/index.html
6. World Health Organization. (2018). Guidelines on hepatitis B and C testing. Recuperado de https://www.who.int/hepatitis/publications/guidelines-hepatitis-c-b-testing/en/

9.3. Educación para la salud y autocuidado

Capítulo: Prevención y promoción de la salud en la consulta del médico de familia: Educación para la salud y autocuidado

Introducción

La prevención y promoción de la salud son dos conceptos fundamentales en la atención primaria de salud y, por ende, en la consulta del médico de familia. La educación para la salud y el autocuidado son herramientas esenciales para lograr estos objetivos, ya que permiten a las personas adquirir conocimientos, habilidades y actitudes que les ayuden a mantener y mejorar su bienestar físico, mental y social.

En este capítulo, se abordarán los aspectos clave de la prevención y promoción de la salud en la consulta del médico de familia, así como las estrategias de educación para la salud y autocuidado que pueden implementarse para mejorar la calidad de vida de los pacientes y sus familias.

1. Prevención y promoción de la salud en la consulta del médico de familia

1.1. Conceptos básicos

La prevención se refiere a las intervenciones dirigidas a evitar la aparición de enfermedades o a detectarlas en etapas tempranas para reducir su impacto en la salud de las personas. Por otro lado, la promoción de la salud busca mejorar el bienestar general de la población mediante el fomento de estilos de vida saludables y la creación de entornos que favorezcan la salud.

En la consulta del médico de familia, la prevención y promoción de la salud se llevan a cabo a través de diversas acciones, como la identificación de factores de riesgo, la promoción de hábitos saludables, la detección precoz de enfermedades y el seguimiento de pacientes con enfermedades crónicas.

1.2. Niveles de prevención

La prevención se clasifica en tres niveles:

- Prevención primaria: Consiste en evitar la aparición de enfermedades mediante la promoción de estilos de vida saludables y la reducción de factores de riesgo. Ejemplos de acciones de prevención primaria son la promoción de la alimentación saludable, el fomento de la actividad física y la prevención del consumo de tabaco y alcohol.

- Prevención secundaria: Se enfoca en la detección temprana de enfermedades y en la intervención oportuna para evitar su progresión y complicaciones. Ejemplos de acciones de prevención secundaria son el cribado de cáncer de mama, colon y próstata, y el control de factores de riesgo cardiovascular, como la hipertensión arterial y la diabetes.

- Prevención terciaria: Busca reducir las complicaciones y secuelas de las enfermedades ya establecidas, así como mejorar la calidad de vida de los pacientes. Ejemplos de acciones de prevención terciaria son la rehabilitación de pacientes con enfermedades crónicas y la atención integral a pacientes con enfermedades terminales.

2. Educación para la salud en la consulta del médico de familia

2.1. Concepto y objetivos

La educación para la salud es un proceso mediante el cual se proporciona información y se desarrollan habilidades y actitudes en las personas para que puedan tomar decisiones informadas sobre su salud y adoptar comportamientos saludables. Los objetivos de la educación para la salud en la consulta del médico de familia incluyen:

- Fomentar la adopción de estilos de vida saludables.
- Prevenir enfermedades y reducir factores de riesgo.
- Facilitar el autocuidado y la autogestión de enfermedades crónicas.
- Mejorar la adherencia al tratamiento y el seguimiento médico.
- Promover la participación activa de los pacientes en la toma de decisiones sobre su salud.

2.2. Estrategias y técnicas de educación para la salud

La educación para la salud en la consulta del médico de familia puede llevarse a cabo mediante diversas estrategias y técnicas, como:

- Información y consejo: El médico de familia proporciona información sobre temas de salud relevantes para el paciente y ofrece consejos para la adopción de comportamientos saludables.

- Entrevista motivacional: Es una técnica de comunicación centrada en el paciente que busca facilitar el cambio de comportamiento mediante la exploración de ambivalencias y la potenciación de la motivación interna.

- Grupos de educación para la salud: Son sesiones educativas en grupo dirigidas por el médico de familia u otros profesionales de la salud, en las que se abordan temas de interés para los participantes y se fomenta el intercambio de experiencias y el apoyo mutuo.

- Materiales educativos: Incluyen folletos, carteles, videos y recursos en línea que pueden ser utilizados por los pacientes y sus familias para obtener información sobre temas de salud y autocuidado.

3. Autocuidado en la consulta del médico de familia

3.1. Concepto y objetivos

El autocuidado se refiere al conjunto de acciones que las personas realizan para mantener y mejorar su salud, prevenir enfermedades y manejar las condiciones de salud existentes. Los objetivos del autocuidado en la consulta del médico de familia incluyen:

- Fomentar la responsabilidad y la autonomía de los pacientes en el cuidado de su salud.
- Mejorar la calidad de vida y el bienestar de los pacientes y sus familias.
- Reducir la demanda de servicios de salud y optimizar el uso de recursos.

3.2. Estrategias y técnicas de autocuidado

El médico de familia puede promover el autocuidado mediante diversas estrategias y técnicas, como:

- Enseñanza de habilidades de autocuidado: El médico de familia puede enseñar a los pacientes habilidades específicas para el manejo de enfermedades crónicas, como la monitorización de la glucemia en pacientes con diabetes o la realización de ejercicios de rehabilitación en pacientes con enfermedades musculoesqueléticas.

- Planes de cuidado personalizados: El médico de familia puede elaborar planes de cuidado personalizados que incluyan objetivos de salud, actividades de autocuidado y seguimiento médico, adaptados a las necesidades y preferencias de cada paciente.

- Apoyo al autocuidado: El médico de familia puede ofrecer apoyo emocional y práctico a los pacientes y sus familias para facilitar el autocuidado, como la derivación a grupos de apoyo o la coordinación con otros profesionales de la salud.

Conclusión

La prevención y promoción de la salud son aspectos fundamentales en la consulta del médico de familia, y la educación para la salud y el autocuidado son herramientas clave para lograr estos objetivos. El médico de familia debe estar capacitado para implementar estrategias de educación para la salud y autocuidado adaptadas a las necesidades y características de cada paciente, con el fin de mejorar la calidad de vida y el bienestar de la población.

Bibliografía

1. Starfield B, Shi L, Macinko J. Contribution of primary care to health systems and health. Milbank Q. 2005;83(3):457-502.

2. World Health Organization. The Ottawa Charter for Health Promotion. Geneva: WHO; 1986.

3. Nutbeam D. Health promotion glossary. Health Promot Int. 1998;13(4):349-364.

4. Rollnick S, Miller WR, Butler CC. Motivational Interviewing in Health Care: Helping Patients Change Behavior. New York: Guilford Press; 2008.

5. Lorig KR, Holman H. Self-management education: history, definition, outcomes, and mechanisms. Ann Behav Med. 2003;26(1):1-7.

9.4. Manejo del tabaquismo, alcoholismo y otras adicciones

Capítulo: Prevención y promoción de la salud en la consulta del médico de familia: Manejo del tabaquismo, alcoholismo y otras adicciones

Introducción

El médico de familia es un profesional de la salud que se encuentra en una posición privilegiada para abordar y prevenir problemas de salud en la población. Entre estos problemas, las adicciones, como el tabaquismo, el alcoholismo y otras sustancias, representan un desafío importante debido a su alta prevalencia y a las consecuencias negativas que generan en la salud de las personas y en la sociedad en general.

En este capítulo, se abordarán las estrategias de prevención y promoción de la salud en el manejo del tabaquismo, alcoholismo y otras adicciones en la consulta del médico de familia. Se describirán las intervenciones más efectivas y se proporcionarán herramientas prácticas para que los profesionales de la salud puedan aplicarlas en su práctica diaria.

1. Tabaquismo

El tabaquismo es una de las principales causas de enfermedad y muerte prematura en todo el mundo. Se estima que el consumo de tabaco es responsable de más de 7 millones de muertes al año, y su prevalencia sigue siendo alta en muchos países. El médico de familia tiene un papel fundamental en la prevención y el tratamiento del tabaquismo, ya que puede identificar a los fumadores, ofrecer consejos y apoyo para dejar de fumar y, en algunos casos, prescribir tratamientos farmacológicos.

1.1. Prevención del tabaquismo

La prevención del tabaquismo es esencial para reducir la carga de enfermedad asociada al consumo de tabaco. Las estrategias de prevención incluyen:

- Educación: Informar a los pacientes sobre los riesgos del tabaquismo y los beneficios de dejar de fumar es fundamental. El médico de familia debe estar preparado para responder a las preguntas y desmontar mitos sobre el tabaco.

- Promoción de ambientes libres de humo: Fomentar la creación de espacios libres de humo en el hogar, el trabajo y lugares públicos ayuda a reducir la exposición al humo de segunda mano y a disminuir la aceptación social del tabaquismo.

- Prevención en jóvenes: Los médicos de familia deben estar alerta a los signos de consumo de tabaco en adolescentes y ofrecer consejos y apoyo para evitar que se inicien en el hábito.

1.2. Intervenciones breves en la consulta del médico de familia

Las intervenciones breves son una herramienta efectiva para ayudar a los fumadores a dejar de fumar. Estas intervenciones pueden realizarse en pocos minutos durante una consulta y consisten en:

- Identificar a los fumadores: Preguntar a todos los pacientes sobre su consumo de tabaco y registrar esta información en su historia clínica.

- Aconsejar a los fumadores para que dejen de fumar: Ofrecer información clara y personalizada sobre los riesgos del tabaquismo y los beneficios de dejar de fumar.

- Evaluar la disposición del fumador para dejar de fumar: Determinar si el paciente está dispuesto a intentar dejar de fumar en ese momento y ofrecer apoyo y seguimiento según sea necesario.

- Ayudar a los fumadores a establecer un plan para dejar de fumar: Ayudar al paciente a establecer una fecha para dejar de fumar y a identificar estrategias para enfrentar las dificultades que puedan surgir durante el proceso.

- Ofrecer tratamientos farmacológicos: En algunos casos, el médico de familia puede prescribir medicamentos para ayudar a los pacientes a dejar de fumar, como terapia de reemplazo de nicotina, bupropión o vareniclina.

- Seguimiento y apoyo: Programar citas de seguimiento para monitorear el progreso del paciente y ofrecer apoyo adicional si es necesario.

2. Alcoholismo

El consumo excesivo de alcohol es otro problema de salud pública que afecta a millones de personas en todo el mundo. El alcoholismo puede causar una amplia variedad de problemas de salud, incluyendo enfermedades hepáticas, cardiovasculares, neurológicas y psiquiátricas, así como accidentes y violencia. El médico de familia tiene un papel importante en la identificación y el tratamiento del alcoholismo.

2.1. Prevención del alcoholismo

La prevención del alcoholismo incluye:

- Educación: Informar a los pacientes sobre los riesgos del consumo excesivo de alcohol y promover el consumo responsable.

- Identificación temprana: Detectar a las personas con riesgo de desarrollar problemas de alcohol y ofrecer intervenciones breves para reducir su consumo.

- Apoyo a la comunidad: Colaborar con organizaciones comunitarias y programas de prevención del alcoholismo para promover la salud y el bienestar en la comunidad.

2.2. Intervenciones breves en la consulta del médico de familia

Las intervenciones breves para el alcoholismo son similares a las utilizadas para el tabaquismo y pueden realizarse en pocos minutos durante una consulta. Estas intervenciones incluyen:

- Identificar a los pacientes con consumo excesivo de alcohol: Preguntar a todos los pacientes sobre su consumo de alcohol y registrar esta información en su historia clínica.

- Aconsejar a los pacientes para que reduzcan su consumo de alcohol: Ofrecer información clara y personalizada sobre los riesgos del consumo excesivo de alcohol y los beneficios de reducir su consumo.

- Evaluar la disposición del paciente para cambiar su consumo de alcohol: Determinar si el paciente está dispuesto a intentar reducir su consumo de alcohol en ese momento y ofrecer apoyo y seguimiento según sea necesario.

- Ayudar a los pacientes a establecer un plan para reducir su consumo de alcohol: Ayudar al paciente a establecer metas realistas para reducir su consumo de alcohol y a identificar estrategias para enfrentar las dificultades que puedan surgir durante el proceso.

- Ofrecer tratamientos farmacológicos: En algunos casos, el médico de familia puede prescribir medicamentos para ayudar a los pacientes a reducir su consumo de alcohol, como el naltrexone o el acamprosato.

- Seguimiento y apoyo: Programar citas de seguimiento para monitorear el progreso del paciente y ofrecer apoyo adicional si es necesario.

3. Otras adicciones

Además del tabaquismo y el alcoholismo, existen otras adicciones que pueden afectar la salud y el bienestar de las personas, como el consumo de drogas ilícitas, el abuso de medicamentos recetados y los trastornos del comportamiento, como la adicción al juego, la comida o el sexo. El médico de familia debe estar alerta a los signos de estas adicciones y estar preparado para ofrecer apoyo y derivar a los pacientes a especialistas o programas de tratamiento según sea necesario.

Conclusión

El médico de familia tiene un papel fundamental en la prevención y el tratamiento de las adicciones, como el tabaquismo, el alcoholismo y otras sustancias. Las intervenciones breves y la educación son herramientas efectivas que pueden aplicarse en la consulta para ayudar a los pacientes a mejorar su salud y bienestar. La colaboración con otros profesionales de la salud y organizaciones comunitarias también es esencial para abordar de manera integral estos problemas de salud pública.

Bibliografía

1. World Health Organization. (2019). WHO report on the global tobacco epidemic 2019: Offer help to quit tobacco use. World Health Organization.

2. Saitz, R. (2010). Alcohol screening and brief intervention in primary care: Absence of evidence for efficacy in people with dependence or very heavy drinking. Drug and Alcohol Review, 29(6), 631-640.

3. O'Donnell, A., Anderson, P., Newbury-Birch, D., Schulte, B., Schmidt, C., Reimer, J., & Kaner, E. (2014). The impact

of brief alcohol interventions in primary healthcare: A systematic review of reviews. Alcohol and Alcoholism, 49(1), 66-78.

4. Fiore, M. C., Jaén, C. R., Baker, T. B., Bailey, W. C., Benowitz, N. L., Curry, S. J., ... & Henderson, P. N. (2008). Treating tobacco use and dependence: 2008 update. US Department of Health and Human Services.

5. National Institute on Alcohol Abuse and Alcoholism. (2005). Helping patients who drink too much: A clinician's guide. National Institutes of Health.

9.5. Promoción de estilos de vida saludables

Capítulo: Prevención y promoción de la salud en la consulta del médico de familia: Promoción de estilos de vida saludables

Introducción

La prevención y promoción de la salud son dos conceptos fundamentales en la práctica médica, especialmente en el ámbito de la medicina familiar. La prevención se refiere a la identificación y reducción de factores de riesgo para enfermedades, mientras que la promoción de la salud se enfoca en el fomento de estilos de vida saludables y el empoderamiento de las personas para que tomen decisiones informadas sobre su salud. En este capítulo, abordaremos la importancia de la promoción de estilos de vida saludables en la consulta del médico de familia y cómo los profesionales de la salud pueden ayudar a sus pacientes a adoptar hábitos que mejoren su bienestar y calidad de vida.

1. Importancia de la promoción de estilos de vida saludables

La adopción de estilos de vida saludables es fundamental para prevenir y controlar enfermedades crónicas como la diabetes, la hipertensión, la obesidad y el cáncer, entre otras. Estas enfermedades son responsables de una gran proporción de la carga de enfermedad y mortalidad en todo el mundo, y su prevalencia sigue aumentando debido a factores como el envejecimiento de la población y la adopción de estilos de vida poco saludables.

La promoción de estilos de vida saludables en la consulta del médico de familia es una oportunidad única para abordar estos problemas de salud, ya que los médicos de familia tienen un contacto cercano y continuo con sus pacientes y pueden brindarles información y apoyo personalizado. Además, la promoción de estilos de vida saludables puede tener un impacto significativo en la salud de la población, ya que la adopción de hábitos saludables puede prevenir o retrasar la aparición de enfermedades crónicas y mejorar la calidad de vida de las personas.

2. Componentes de un estilo de vida saludable

Un estilo de vida saludable se compone de varios hábitos y comportamientos que, en conjunto, contribuyen al bienestar y la prevención de enfermedades. Algunos de los componentes clave de un estilo de vida saludable incluyen:

2.1. Alimentación saludable

Una dieta equilibrada y variada es fundamental para mantener una buena salud y prevenir enfermedades. La alimentación saludable incluye el consumo de alimentos ricos en nutrientes, como frutas, verduras, cereales integrales, legumbres, pescado, carnes magras y productos lácteos bajos en grasa. Además, es importante limitar el consumo de alimentos altos en grasas saturadas, azúcares añadidos y sal, así como evitar el consumo excesivo de alcohol.

2.2. Actividad física

La práctica regular de actividad física es esencial para mantener un peso saludable, mejorar la función cardiovascular, fortalecer los músculos y huesos, y reducir el riesgo de enfermedades crónicas. Se recomienda que los adultos realicen al menos 150 minutos de actividad física moderada o 75 minutos de actividad física intensa por semana, mientras que los niños y adolescentes deben realizar al menos 60 minutos de actividad física diaria.

2.3. Descanso y sueño

El descanso y el sueño adecuados son fundamentales para la recuperación física y mental, así como para el mantenimiento de un sistema inmunológico fuerte. Se recomienda que los adultos duerman entre 7 y 9 horas por noche, mientras que los niños y adolescentes necesitan entre 8 y 10 horas de sueño.

2.4. Manejo del estrés

El estrés crónico puede tener efectos negativos en la salud física y mental, por lo que es importante aprender a manejarlo de manera efectiva. Algunas estrategias para el manejo del estrés incluyen la práctica de técnicas de relajación, como la respiración profunda y la meditación, la realización de actividades placenteras y la búsqueda de apoyo social.

2.5. Prevención del consumo de tabaco y drogas

El consumo de tabaco y drogas es un factor de riesgo importante para diversas enfermedades, incluyendo enfermedades cardiovasculares, cáncer y trastornos mentales. La prevención del consumo de tabaco y drogas es fundamental para mantener una buena salud y prevenir enfermedades.

3. Rol del médico de familia en la promoción de estilos de vida saludables

El médico de familia tiene un papel fundamental en la promoción de estilos de vida saludables, ya que puede brindar información, orientación y apoyo a sus pacientes para que adopten hábitos saludables. Algunas de las acciones que pueden llevar a cabo los médicos de familia para promover estilos de vida saludables incluyen:

3.1. Evaluación del estilo de vida

El médico de familia debe evaluar el estilo de vida de sus pacientes durante las consultas, identificando factores de riesgo y áreas de mejora. Esto puede incluir la evaluación de la alimentación, la actividad física, el consumo de tabaco y alcohol, el manejo del estrés y el sueño, entre otros aspectos.

3.2. Educación y consejería

El médico de familia debe brindar información y consejos a sus pacientes sobre cómo adoptar estilos de vida saludables, abordando temas como la alimentación, la actividad física, el manejo del estrés y la prevención del consumo de tabaco y drogas. Además, es importante que el médico de familia adapte sus recomendaciones a las necesidades y características individuales de cada paciente, teniendo en cuenta factores como la edad, el sexo, la situación socioeconómica y las condiciones de salud preexistentes.

3.3. Seguimiento y apoyo

El médico de familia debe realizar un seguimiento de los cambios en el estilo de vida de sus pacientes y brindarles apoyo y motivación para que mantengan sus hábitos saludables. Esto puede incluir la revisión periódica de los objetivos y logros de los pacientes, así como la identificación y resolución de posibles barreras para la adopción de estilos de vida saludables.

3.4. Coordinación con otros profesionales de la salud

El médico de familia puede trabajar en conjunto con otros profesionales de la salud, como nutricionistas, psicólogos y educadores físicos, para brindar a sus pacientes un enfoque integral y multidisciplinario en la promoción de estilos de vida saludables.

4. Estrategias para la promoción de estilos de vida saludables en la consulta del médico de familia

Existen diversas estrategias que pueden ser implementadas en la consulta del médico de familia para promover estilos de vida saludables entre los pacientes. Algunas de estas estrategias incluyen:

4.1. Creación de un ambiente propicio

El médico de familia puede crear un ambiente propicio para la promoción de estilos de vida saludables en su consulta, proporcionando información y recursos educativos, como folletos, carteles y videos, sobre temas relacionados con la alimentación, la actividad física, el manejo del estrés y la prevención del consumo de tabaco y drogas.

4.2. Incorporación de la promoción de estilos de vida saludables en la rutina de la consulta

El médico de familia puede incorporar la promoción de estilos de vida saludables en la rutina de sus consultas, dedicando tiempo en cada visita para abordar temas relacionados con la alimentación, la actividad física, el manejo del estrés y la prevención del consumo de tabaco y drogas.

4.3. Uso de herramientas de evaluación y seguimiento

El médico de familia puede utilizar herramientas de evaluación y seguimiento, como cuestionarios y registros, para identificar áreas de mejora en el estilo de vida de sus pacientes y monitorear sus progresos en la adopción de hábitos saludables.

4.4. Implementación de programas y actividades de promoción de la salud

El médico de familia puede implementar programas y actividades de promoción de la salud en su consulta, como talleres educativos, grupos de apoyo y actividades físicas, para fomentar la adopción de estilos de vida saludables entre sus pacientes.

Conclusión

La promoción de estilos de vida saludables es un aspecto fundamental en la prevención y control de enfermedades crónicas y en la mejora de la calidad de vida de las personas. El médico de familia tiene un papel clave en la promoción de estilos de vida saludables, ya que puede brindar información, orientación y apoyo a sus pacientes para que adopten hábitos saludables. La implementación de estrategias efectivas para la promoción de estilos de vida saludables en la consulta del médico de familia puede contribuir significativamente al bienestar y la salud de la población.

Bibliografía

1. World Health Organization. (2018). Noncommunicable diseases. Retrieved from https://www.who.int/news-room/fact-sheets/detail/noncommunicable-diseases

2. American Academy of Family Physicians. (2017). Health promotion and disease prevention. Retrieved from https://www.aafp.org/about/policies/all/health-promotion.html

3. U.S. Department of Health and Human Services. (2018). Physical Activity Guidelines for Americans, 2nd edition. Retrieved from https://health.gov/sites/default/files/2019-09/Physical_Activity_Guidelines_2nd_edition.pdf

4. National Sleep Foundation. (2015). How much sleep do we really need? Retrieved from https://www.sleepfoundation.org/articles/how-much-sleep-do-we-really-need

5. Centers for Disease Control and Prevention. (2018). Preventing chronic disease: A vital investment. Retrieved from https://www.cdc.gov/chronicdisease/pdf/2009-power-of-prevention.pdf

Capítulo 10: Cómo aprovechar al máximo la consulta con el médico de familia

Capítulo 1: Cómo aprovechar al máximo la consulta con el médico de familia: Introducción

1.1. La importancia de la consulta con el médico de familia

La consulta con el médico de familia es una oportunidad única para abordar y resolver problemas de salud, tanto físicos como emocionales, que afectan a nuestra calidad de vida. El médico de familia es un profesional capacitado para atender a pacientes de todas las edades y con una amplia variedad de problemas de salud. Su enfoque holístico y su conocimiento de la persona y su entorno familiar y social le permiten ofrecer una atención integral y personalizada.

Aprovechar al máximo la consulta con el médico de familia es fundamental para obtener el mejor cuidado posible y mejorar nuestra salud y bienestar. En este capítulo, se ofrecen consejos y estrategias para lograrlo, desde la preparación previa hasta el seguimiento posterior a la consulta.

1.2. Preparación previa a la consulta

1.2.1. Identificar y priorizar los problemas de salud

Antes de acudir a la consulta, es importante identificar y priorizar los problemas de salud que queremos abordar con el médico de familia. Para ello, podemos hacer una lista de los síntomas, preocupaciones o dudas que tengamos, y ordenarlos según su importancia o urgencia. De esta manera, podremos asegurarnos de abordar los temas más relevantes durante la consulta y no olvidar ninguno.

1.2.2. Recopilar información relevante

Es fundamental recopilar toda la información relevante sobre nuestra salud antes de acudir a la consulta. Esto incluye:

- Historial médico: enfermedades previas, intervenciones quirúrgicas, alergias, medicación habitual, etc.
- Antecedentes familiares: enfermedades comunes en la familia, como diabetes, hipertensión, cáncer, etc.
- Hábitos de vida: alimentación, actividad física, consumo de tabaco, alcohol y otras sustancias, etc.
- Resultados de pruebas médicas previas: análisis de sangre, radiografías, ecografías, etc.

Tener esta información a mano durante la consulta facilitará la comunicación con el médico de familia y permitirá una evaluación más precisa de nuestra salud.

1.2.3. Preparar preguntas

Además de identificar los problemas de salud que queremos abordar, es útil preparar una lista de preguntas para el médico de familia. Estas preguntas pueden estar relacionadas con los síntomas, el diagnóstico, el tratamiento, el pronóstico, las posibles complicaciones, etc. Preparar las preguntas con antelación nos ayudará a aprovechar al máximo el tiempo de la consulta y a obtener respuestas claras y completas.

1.3. Durante la consulta

1.3.1. Comunicación efectiva

La comunicación efectiva con el médico de familia es clave para aprovechar al máximo la consulta. Para ello, es importante:

- Ser honesto y abierto: compartir toda la información relevante sobre nuestra salud, incluso si nos resulta incómodo o vergonzoso.
- Ser claro y específico: describir los síntomas y problemas de salud de manera detallada y precisa, utilizando ejemplos concretos.
- Escuchar atentamente: prestar atención a las explicaciones y recomendaciones del médico de familia, y tomar notas si es necesario.

1.3.2. Participación activa

Participar activamente en la consulta nos permitirá obtener el máximo beneficio de la atención médica. Esto implica:

- Hacer preguntas: no dudar en preguntar al médico de familia sobre cualquier aspecto que no entendamos o sobre el que tengamos dudas.
- Expresar nuestras preocupaciones y expectativas: comunicar al médico de familia nuestras inquietudes y objetivos en relación con nuestra salud.
- Colaborar en la toma de decisiones: discutir con el médico de familia las diferentes opciones de tratamiento y decidir conjuntamente cuál es la más adecuada para nosotros.

1.4. Después de la consulta

1.4.1. Seguimiento de las recomendaciones

Una vez finalizada la consulta, es fundamental seguir las recomendaciones del médico de familia para mejorar nuestra salud. Esto incluye:

- Tomar la medicación prescrita según las indicaciones.
- Realizar las pruebas médicas o consultas con especialistas que nos haya recomendado.
- Adoptar los cambios en el estilo de vida sugeridos, como mejorar la alimentación, aumentar la actividad física, dejar de fumar, etc.

1.4.2. Evaluación de los resultados

Es importante evaluar los resultados de la consulta y del tratamiento para determinar si hemos alcanzado nuestros objetivos de salud. Para ello, podemos:

- Monitorear los síntomas y cambios en nuestra salud.
- Realizar un seguimiento con el médico de familia para revisar los resultados de las pruebas médicas, ajustar el tratamiento si es necesario y resolver cualquier duda o problema que haya surgido.
- Compartir nuestra experiencia con el médico de familia, tanto en lo que respecta a los aspectos positivos como a los negativos, para mejorar la calidad de la atención médica.

En conclusión, aprovechar al máximo la consulta con el médico de familia es esencial para mejorar nuestra salud y bienestar. La preparación previa, la comunicación efectiva, la participación activa y el seguimiento de las recomendaciones son aspectos clave para lograrlo. Al poner en práctica estas estrategias, podremos obtener el máximo beneficio de la atención médica y disfrutar de una vida más saludable y plena.

Bibliografía

1. American Academy of Family Physicians. (2018). Tips for talking to your doctor. Retrieved from https://familydoctor.org/tips-for-talking-to-your-doctor/
2. Bensing, J., & Verheul, W. (2010). The silent healer: The role of communication in placebo effects. Patient Education and Counseling, 80(3), 293-299.
3. Ha, J. F., & Longnecker, N. (2010). Doctor-patient communication: A review. The Ochsner Journal, 10(1), 38-43.
4. Institute of Medicine. (2001). Crossing the quality chasm: A new health system for the 21st century. Washington, DC: National Academies Press.
5. Street, R. L., Makoul, G., Arora, N. K., & Epstein, R. M. (2009). How does communication heal? Pathways linking clinician-patient communication to health outcomes. Patient Education and Counseling, 74(3), 295-301.

10.1. Preparación para la consulta

Capítulo 3: Cómo aprovechar al máximo la consulta con el médico de familia: Preparación para la consulta

Introducción

La consulta con el médico de familia es una oportunidad valiosa para abordar preocupaciones de salud, recibir asesoramiento y establecer un plan de tratamiento. Para aprovechar al máximo esta consulta, es fundamental estar bien preparado. En este capítulo, se ofrecen consejos y estrategias para ayudar a los pacientes a prepararse adecuadamente para una consulta con su médico de familia, lo que permitirá una comunicación más efectiva y una atención médica más eficiente.

1. Antes de la consulta

1.1. Identificar el motivo de la consulta

Antes de acudir a la consulta, es importante identificar
claramente el motivo de la visita. Esto puede incluir
síntomas específicos, preocupaciones de salud o la
necesidad de una revisión rutinaria. Al tener claros los
motivos de la consulta, se facilita la comunicación con el
médico y se asegura que se aborden todas las
preocupaciones.

1.2. Hacer una lista de síntomas y preocupaciones

Una vez identificado el motivo de la consulta, es útil hacer
una lista de los síntomas y preocupaciones que se desean
abordar. Esta lista debe incluir detalles como la duración,
la frecuencia y la intensidad de los síntomas, así como
cualquier factor desencadenante o alivio que se haya
identificado. También es importante incluir cualquier
preocupación emocional o psicológica relacionada con la
salud.

1.3. Revisar el historial médico

Antes de la consulta, es importante revisar el historial
médico personal y familiar. Esto incluye enfermedades
previas, alergias, medicamentos actuales y antecedentes
familiares de enfermedades. Tener esta información a
mano facilitará la comunicación con el médico y permitirá
una evaluación más precisa de la situación de salud.

1.4. Preparar preguntas

Además de identificar síntomas y preocupaciones, es útil
preparar una lista de preguntas para el médico. Estas
preguntas pueden estar relacionadas con el diagnóstico, el

tratamiento, los cambios en el estilo de vida o cualquier otra inquietud que se tenga. Al tener las preguntas preparadas de antemano, se asegura que no se olvide ninguna pregunta importante durante la consulta.

2. Durante la consulta

2.1. Llegar a tiempo

Llegar a tiempo a la consulta es fundamental para aprovechar al máximo la visita. Esto permite tener tiempo suficiente para completar cualquier papeleo necesario y asegura que se disponga de todo el tiempo asignado para la consulta.

2.2. Comunicación efectiva

La comunicación efectiva con el médico es clave para aprovechar al máximo la consulta. Al describir los síntomas y preocupaciones, es importante ser lo más específico y detallado posible. También es fundamental escuchar atentamente las preguntas y recomendaciones del médico y hacer preguntas si algo no está claro.

2.3. Ser honesto y abierto

Para obtener la mejor atención médica posible, es importante ser honesto y abierto con el médico acerca de los síntomas, preocupaciones y antecedentes médicos. Esto incluye compartir información sobre el uso de medicamentos recetados y de venta libre, así como cualquier suplemento o remedio herbal que se esté tomando. También es fundamental informar al médico sobre cualquier cambio en el estilo de vida, como la dieta, el ejercicio y el consumo de alcohol o tabaco.

2.4. Tomar notas

Durante la consulta, es útil tomar notas sobre las recomendaciones y el plan de tratamiento del médico. Esto facilitará recordar los detalles importantes después de la consulta y asegurará que se sigan las instrucciones del médico de manera adecuada.

3. Después de la consulta

3.1. Revisar las notas y el plan de tratamiento

Después de la consulta, es importante revisar las notas tomadas y asegurarse de comprender el plan de tratamiento propuesto. Si hay alguna pregunta o inquietud, es fundamental comunicarse con el médico para obtener aclaraciones.

3.2. Seguir las recomendaciones del médico

Para obtener los mejores resultados, es esencial seguir las recomendaciones y el plan de tratamiento del médico. Esto incluye tomar los medicamentos según las indicaciones, realizar cambios en el estilo de vida y asistir a las citas de seguimiento según sea necesario.

3.3. Monitorear los síntomas y el progreso

Después de la consulta, es importante monitorear los síntomas y el progreso en relación con el plan de tratamiento. Si los síntomas no mejoran o empeoran, es fundamental comunicarse con el médico para discutir posibles ajustes en el tratamiento.

Conclusión

La preparación adecuada para una consulta con el médico de familia es fundamental para aprovechar al máximo la visita y recibir la mejor atención médica posible. Al seguir los consejos y estrategias presentados en este capítulo, los pacientes pueden mejorar la comunicación con su médico, abordar eficazmente sus preocupaciones de salud y establecer un plan de tratamiento efectivo.

Bibliografía

1. Epstein, R. M., & Street, R. L. (2011). The values and value of patient-centered care. The Annals of Family Medicine, 9(2), 100-103.

2. Stewart, M. A. (1995). Effective physician-patient communication and health outcomes: a review. Canadian Medical Association Journal, 152(9), 1423-1433.

3. Zolnierek, K. B., & Dimatteo, M. R. (2009). Physician communication and patient adherence to treatment: a meta-analysis. Medical Care, 47(8), 826-834.

4. Ong, L. M., De Haes, J. C., Hoos, A. M., & Lammes, F. B. (1995). Doctor-patient communication: a review of the literature. Social Science & Medicine, 40(7), 903-918.

5. Roter, D. L., & Hall, J. A. (2006). Doctors talking with patients/patients talking with doctors: improving communication in medical visits. Praeger.

6. Bensing, J. (2000). Bridging the gap: the separate worlds of evidence-based medicine and patient-centered medicine. Patient Education and Counseling, 39(1), 17-25.

10.2. Comunicación efectiva con el médico

Capítulo: Cómo aprovechar al máximo la consulta con el médico de familia: Comunicación efectiva con el médico

Introducción

La comunicación efectiva con el médico de familia es
fundamental para aprovechar al máximo cada consulta y
obtener el mejor cuidado posible para nuestra salud. A
menudo, las consultas médicas pueden ser breves y
abrumadoras, lo que dificulta la comunicación y la
comprensión de los conceptos médicos. Este capítulo tiene
como objetivo proporcionar consejos y estrategias para
mejorar la comunicación con el médico de familia y
garantizar que se aborden todas las preocupaciones y
preguntas durante la consulta.

1. Preparación previa a la consulta

Antes de acudir a la consulta con el médico de familia, es
importante prepararse adecuadamente. Esto incluye:

1.1. Hacer una lista de síntomas y preocupaciones

Anote todos los síntomas que haya experimentado,
incluyendo cuándo comenzaron, su duración, su intensidad
y cualquier factor desencadenante o alivio. También es útil
anotar cualquier preocupación o pregunta que tenga sobre
su salud. Esto le ayudará a recordar todos los puntos
importantes durante la consulta y garantizará que se
aborden todas sus inquietudes.

1.2. Revisar su historial médico

Repase su historial médico, incluyendo cualquier
enfermedad previa, cirugías, alergias y medicamentos que
esté tomando actualmente. Esto le permitirá proporcionar
información precisa y completa al médico durante la
consulta.

1.3. Llevar resultados de pruebas y estudios previos

Si ha tenido pruebas o estudios médicos recientes, lleve los resultados a la consulta. Esto puede ayudar al médico a comprender mejor su situación y a tomar decisiones informadas sobre su atención médica.

2. Durante la consulta

2.1. Ser honesto y abierto

Es fundamental ser honesto y abierto con el médico sobre sus síntomas, preocupaciones y cualquier otra información relevante para su salud. No oculte información o minimice sus síntomas, ya que esto puede dificultar el diagnóstico y tratamiento adecuados.

2.2. Hacer preguntas

No tenga miedo de hacer preguntas durante la consulta. Si no entiende algo que el médico ha dicho o necesita más información, pregunte. Algunas preguntas útiles para hacer incluyen:

- ¿Cuál es el diagnóstico?
- ¿Cuáles son las opciones de tratamiento?
- ¿Cuáles son los riesgos y beneficios de cada opción de tratamiento?
- ¿Cuál es el pronóstico?
- ¿Hay algún cambio en el estilo de vida que pueda ayudar a mejorar mi salud?

2.3. Tomar notas

Lleve un cuaderno y un bolígrafo a la consulta y tome notas de la información importante que el médico le proporcione. Esto le ayudará a recordar los detalles de la consulta y a seguir las recomendaciones del médico.

2.4. Pedir aclaraciones

Si no entiende algún término médico o concepto que el médico mencione, pida una explicación en términos más simples. Los médicos están acostumbrados a explicar conceptos médicos complejos a los pacientes y deben estar dispuestos a hacerlo de manera comprensible.

2.5. Compartir sus preocupaciones y expectativas

Hable con el médico sobre sus preocupaciones y expectativas con respecto a su salud y tratamiento. Esto ayudará al médico a comprender mejor sus necesidades y a adaptar su enfoque de atención médica en consecuencia.

3. Después de la consulta

3.1. Revisar sus notas

Después de la consulta, revise sus notas y asegúrese de comprender toda la información proporcionada por el médico. Si tiene alguna pregunta o inquietud adicional, no dude en ponerse en contacto con el médico para obtener más información.

3.2. Seguir las recomendaciones del médico

Siga las recomendaciones del médico en cuanto a tratamientos, cambios en el estilo de vida y citas de seguimiento. Esto es fundamental para garantizar que reciba la atención médica adecuada y mejore su salud.

3.3. Mantener una comunicación abierta

Mantenga una comunicación abierta con su médico de familia y no dude en ponerse en contacto con él si tiene alguna pregunta o inquietud. La comunicación efectiva es clave para una atención médica exitosa y para aprovechar al máximo cada consulta.

Conclusión

Aprovechar al máximo la consulta con el médico de familia implica una comunicación efectiva y una preparación adecuada. Al seguir los consejos y estrategias presentados en este capítulo, podrá mejorar su comunicación con el médico, abordar todas sus preocupaciones y preguntas, y garantizar que reciba la mejor atención médica posible.

Bibliografía

1. Epstein, R. M., & Street, R. L. (2007). Patient-centered communication in cancer care: Promoting healing and reducing suffering. National Cancer Institute, NIH Publication No. 07-6225. Bethesda, MD.

2. Ha, J. F., & Longnecker, N. (2010). Doctor-patient communication: a review. The Ochsner Journal, 10(1), 38-43.

3. Ong, L. M., de Haes, J. C., Hoos, A. M., & Lammes, F. B. (1995). Doctor-patient communication: a review of the literature. Social Science & Medicine, 40(7), 903-918.

4. Zolnierek, K. B., & Dimatteo, M. R. (2009). Physician communication and patient adherence to treatment: a meta-analysis. Medical Care, 47(8), 826-834.

10.3. Participación activa en la toma de decisiones

Capítulo: Cómo aprovechar al máximo la consulta con el médico de familia: Participación activa en la toma de decisiones

Introducción

La consulta con el médico de familia es una oportunidad única para abordar nuestras preocupaciones de salud y recibir orientación y tratamiento adecuados. Sin embargo, a menudo no aprovechamos al máximo estas consultas debido a la falta de comunicación, la falta de tiempo o simplemente la falta de conocimiento sobre cómo participar activamente en la toma de decisiones sobre nuestra salud. Este capítulo tiene como objetivo proporcionar información y consejos prácticos para ayudar a los pacientes a aprovechar al máximo sus consultas con el médico de familia y a participar activamente en la toma de decisiones sobre su salud.

1. Preparación para la consulta

La preparación adecuada para la consulta es fundamental para aprovechar al máximo la visita al médico de familia. Algunos consejos para prepararse incluyen:

1.1. Hacer una lista de preocupaciones y síntomas

Antes de la consulta, es útil hacer una lista de las preocupaciones y síntomas que se desean abordar con el médico. Esto puede incluir síntomas físicos, emocionales o mentales, así como cualquier cambio en la salud o el estilo de vida que haya ocurrido recientemente. La lista debe ser lo más detallada posible, incluyendo la duración, la frecuencia y la intensidad de los síntomas.

1.2. Revisar el historial médico

Es importante revisar el historial médico antes de la consulta, incluyendo cualquier medicamento que se esté tomando, alergias, cirugías previas y condiciones médicas crónicas. También es útil tener a mano los resultados de pruebas médicas recientes, como análisis de sangre o radiografías.

1.3. Investigar sobre la condición o síntomas

Investigar sobre la condición o síntomas que se experimentan puede ser útil para comprender mejor lo que se está experimentando y para formular preguntas específicas para el médico. Sin embargo, es importante recordar que la información en línea no siempre es precisa o aplicable a cada situación individual, por lo que es fundamental discutir cualquier preocupación o pregunta con el médico de familia.

1.4. Preparar preguntas para el médico

Además de hacer una lista de preocupaciones y síntomas, es útil preparar una lista de preguntas para el médico. Estas preguntas pueden incluir:

- ¿Cuál es el diagnóstico?
- ¿Cuáles son las opciones de tratamiento?
- ¿Cuáles son los riesgos y beneficios de cada opción de tratamiento?
- ¿Cuál es el pronóstico a corto y largo plazo?
- ¿Hay algún cambio en el estilo de vida que pueda ayudar a mejorar la condición?

2. Durante la consulta

La comunicación efectiva con el médico de familia es esencial para aprovechar al máximo la consulta. Algunos consejos para comunicarse de manera efectiva durante la consulta incluyen:

2.1. Ser honesto y abierto

Es importante ser honesto y abierto con el médico acerca de los síntomas, preocupaciones y cualquier cambio en la salud o el estilo de vida. Esto permite al médico tener una comprensión completa de la situación y proporcionar el mejor tratamiento posible.

2.2. Escuchar atentamente

Escuchar atentamente al médico y tomar notas durante la consulta puede ayudar a recordar información importante y garantizar que se comprendan las instrucciones y recomendaciones del médico.

2.3. Hacer preguntas

No hay preguntas tontas cuando se trata de la salud. Si no se entiende algo o se necesita más información, es importante hacer preguntas al médico. Esto puede incluir preguntas sobre el diagnóstico, el tratamiento, los riesgos y beneficios, y cualquier cambio en el estilo de vida recomendado.

2.4. Discutir opciones de tratamiento

Es fundamental discutir las opciones de tratamiento con el médico de familia y participar activamente en la toma de decisiones sobre el tratamiento. Esto puede incluir la discusión de los riesgos y beneficios de cada opción de tratamiento, así como las preferencias personales y los valores del paciente.

3. Después de la consulta

Después de la consulta, es importante seguir las recomendaciones del médico y mantener una comunicación abierta con el médico de familia. Algunos consejos para después de la consulta incluyen:

3.1. Seguir las recomendaciones del médico

Es fundamental seguir las recomendaciones del médico, incluyendo tomar medicamentos según lo prescrito, realizar cambios en el estilo de vida y asistir a citas de seguimiento.

3.2. Monitorear los síntomas y cambios en la salud

Después de la consulta, es importante monitorear los síntomas y cualquier cambio en la salud. Si los síntomas empeoran o no mejoran, es importante comunicarse con el médico de familia para discutir posibles ajustes en el tratamiento.

3.3. Mantener una comunicación abierta con el médico

Mantener una comunicación abierta con el médico de familia es esencial para garantizar que se reciba el mejor tratamiento posible. Esto puede incluir hacer preguntas, discutir preocupaciones y proporcionar actualizaciones sobre los síntomas y cambios en la salud.

Conclusión

Aprovechar al máximo la consulta con el médico de familia y participar activamente en la toma de decisiones sobre la salud es fundamental para garantizar que se reciba el mejor tratamiento posible. La preparación adecuada, la comunicación efectiva y el seguimiento de las recomendaciones del médico son clave para lograr este objetivo.

Bibliografía

1. Epstein, R. M., & Street, R. L. (2011). The values and value of patient-centered care. The Annals of Family Medicine, 9(2), 100-103.

2. Frosch, D. L., & Kaplan, R. M. (1999). Shared decision making in clinical medicine: past research and future directions. American Journal of Preventive Medicine, 17(4), 285-294.

3. Institute of Medicine. (2001). Crossing the quality chasm: A new health system for the 21st century. National Academies Press.

4. Joosten, E. A., DeFuentes-Merillas, L., de Weert, G. H., Sensky, T., van der Staak, C. P., & de Jong, C. A. (2008). Systematic review of the effects of shared decision-making on patient satisfaction, treatment adherence and health status. Psychotherapy and Psychosomatics, 77(4), 219-226.

5. Légaré, F., & Witteman, H. O. (2013). Shared decision making: examining key elements and barriers to adoption into routine clinical practice. Health Affairs, 32(2), 276-284.

10.4. Seguimiento y adherencia al tratamiento

Capítulo: Cómo aprovechar al máximo la consulta con el médico de familia: Seguimiento y adherencia al tratamiento

Introducción

La consulta con el médico de familia es una oportunidad única para abordar y resolver problemas de salud, prevenir enfermedades y promover un estilo de vida saludable. Para aprovechar al máximo esta consulta, es fundamental que el paciente siga las recomendaciones del médico y se adhiera al tratamiento prescrito. En este capítulo, se ofrecen consejos y estrategias para mejorar el seguimiento y la adherencia al tratamiento, lo que permitirá obtener mejores resultados de salud y una mayor satisfacción con la atención médica.

1. Preparación para la consulta

Para aprovechar al máximo la consulta con el médico de familia, es importante llegar bien preparado. Esto incluye:

- Tener una lista de los síntomas y preocupaciones que se desean abordar durante la consulta.
- Llevar un registro de los medicamentos que se están tomando, incluyendo dosis y horarios.
- Conocer el historial médico personal y familiar, incluyendo enfermedades previas, alergias y antecedentes de enfermedades crónicas.
- Llevar los resultados de exámenes o pruebas médicas recientes, si se tienen.
- Preparar preguntas específicas para el médico sobre el diagnóstico, el tratamiento y el seguimiento.

2. Comunicación efectiva con el médico

Una comunicación clara y abierta con el médico es esencial para obtener el máximo beneficio de la consulta. Algunas recomendaciones para mejorar la comunicación incluyen:

- Ser honesto y directo al describir los síntomas y preocupaciones.
- No minimizar ni exagerar los síntomas.

- Escuchar atentamente las explicaciones y recomendaciones del médico.
- No tener miedo de hacer preguntas o pedir aclaraciones si algo no se entiende.
- Tomar notas durante la consulta para recordar la información y las instrucciones proporcionadas.
- Informar al médico sobre cualquier cambio en la situación personal o familiar que pueda afectar la salud o el tratamiento.

3. Entender el diagnóstico y el tratamiento

Una vez que el médico ha realizado el diagnóstico y propuesto un plan de tratamiento, es importante que el paciente comprenda y acepte las recomendaciones. Esto incluye:

- Conocer el nombre y la causa de la enfermedad o condición diagnosticada.
- Entender el objetivo y la duración del tratamiento.
- Conocer los posibles efectos secundarios y riesgos asociados con el tratamiento.
- Aprender sobre las alternativas de tratamiento disponibles y sus pros y contras.
- Saber qué esperar en términos de mejoría y recuperación.
- Conocer las señales de alarma que indican que se debe buscar atención médica de inmediato.

4. Adherencia al tratamiento

La adherencia al tratamiento es fundamental para obtener los mejores resultados de salud. Algunas estrategias para mejorar la adherencia incluyen:

- Establecer una rutina diaria para tomar los medicamentos en los horarios indicados.

- Utilizar recordatorios, como alarmas en el teléfono móvil o calendarios, para no olvidar las dosis.
- Guardar los medicamentos en un lugar visible y accesible.
- Informar al médico si se experimentan efectos secundarios o dificultades para seguir el tratamiento.
- No interrumpir el tratamiento sin consultar previamente con el médico, incluso si se siente mejor.
- Solicitar apoyo de familiares y amigos para recordar y cumplir con el tratamiento.

5. Seguimiento y monitoreo

El seguimiento y monitoreo de la evolución del paciente es esencial para evaluar la efectividad del tratamiento y realizar ajustes si es necesario. Esto incluye:

- Asistir a las citas de seguimiento programadas con el médico.
- Realizar los exámenes y pruebas médicas recomendadas para evaluar la respuesta al tratamiento.
- Informar al médico sobre cualquier cambio en los síntomas o en la situación personal que pueda afectar el tratamiento.
- Llevar un registro de la evolución de los síntomas y los resultados de las pruebas médicas.
- Compartir con el médico las preocupaciones y expectativas sobre el tratamiento y la recuperación.

6. Participación activa en el cuidado de la salud

Para aprovechar al máximo la consulta con el médico de familia, es importante que el paciente se involucre activamente en el cuidado de su salud. Esto incluye:

- Adoptar un estilo de vida saludable, incluyendo una dieta equilibrada, ejercicio regular, sueño adecuado y reducción del estrés.

- Evitar hábitos perjudiciales, como fumar, consumir alcohol en exceso o abusar de sustancias.
- Participar en programas de prevención y promoción de la salud, como vacunaciones, exámenes de detección y educación para la salud.
- Buscar información y recursos sobre la enfermedad o condición diagnosticada y su tratamiento.
- Establecer metas realistas y alcanzables para mejorar la salud y la calidad de vida.

Conclusión

Aprovechar al máximo la consulta con el médico de familia implica una combinación de preparación, comunicación efectiva, comprensión del diagnóstico y tratamiento, adherencia al tratamiento, seguimiento y monitoreo, y participación activa en el cuidado de la salud. Al seguir estas recomendaciones, los pacientes pueden mejorar sus resultados de salud y obtener una mayor satisfacción con la atención médica.

Bibliografía

1. Ong, L. M., de Haes, J. C., Hoos, A. M., & Lammes, F. B. (1995). Doctor-patient communication: a review of the literature. Social Science & Medicine, 40(7), 903-918.
2. Zolnierek, K. B., & Dimatteo, M. R. (2009). Physician communication and patient adherence to treatment: a meta-analysis. Medical Care, 47(8), 826-834.
3. DiMatteo, M. R. (2004). Variations in patients' adherence to medical recommendations: a quantitative review of 50 years of research. Medical Care, 42(3), 200-209.
4. Sabaté, E. (Ed.). (2003). Adherence to long-term therapies: evidence for action. World Health Organization.
5. Haynes, R. B., McDonald, H., Garg, A. X., & Montague, P. (2002). Interventions for helping patients to follow

prescriptions for medications. Cochrane Database of
Systematic Reviews, (2).
6. Bodenheimer, T., Lorig, K., Holman, H., & Grumbach, K.
(2002). Patient self-management of chronic disease in
primary care. Jama, 288(19), 2469-2475.

10.5. Recursos y apoyo para el autocuidado y la promoción de la salud

Capítulo: Cómo aprovechar al máximo la consulta con el
médico de familia: Recursos y apoyo para el autocuidado y
la promoción de la salud

Introducción

La consulta con el médico de familia es una oportunidad
única para abordar nuestras preocupaciones de salud,
recibir orientación y apoyo, y establecer un plan de acción
para mejorar nuestra calidad de vida. Sin embargo, a
menudo nos encontramos con que las consultas son
breves y, en ocasiones, no logramos abordar todos los
temas que nos preocupan. Por ello, es fundamental
aprender a aprovechar al máximo estas consultas y
conocer los recursos y apoyos disponibles para el
autocuidado y la promoción de la salud.

En este capítulo, exploraremos cómo prepararnos
adecuadamente para una consulta con el médico de
familia, cómo comunicarnos de manera efectiva durante la
consulta, y cómo utilizar los recursos y apoyos disponibles
para el autocuidado y la promoción de la salud.

1. Preparación para la consulta

La preparación previa a la consulta es esencial para
aprovechar al máximo el tiempo con el médico de familia.

Algunas estrategias para prepararse adecuadamente incluyen:

1.1. Hacer una lista de preocupaciones y síntomas

Antes de la consulta, es útil hacer una lista de las preocupaciones y síntomas que deseamos abordar con el médico. Esto nos ayudará a recordar todos los temas importantes y a mantener la consulta enfocada en nuestras necesidades.

1.2. Priorizar las preocupaciones

Es posible que no haya tiempo suficiente para abordar todas nuestras preocupaciones en una sola consulta. Por ello, es importante priorizar las preocupaciones y síntomas según su importancia y urgencia. De esta manera, nos aseguramos de abordar los temas más relevantes en primer lugar.

1.3. Recopilar información médica relevante

Antes de la consulta, es útil recopilar toda la información médica relevante, como resultados de pruebas, historial médico, medicamentos actuales y alergias. Esto facilitará la comunicación con el médico y permitirá una evaluación más precisa de nuestra situación de salud.

1.4. Preparar preguntas

Además de las preocupaciones y síntomas, es importante preparar preguntas específicas para el médico. Estas preguntas pueden estar relacionadas con el diagnóstico, el tratamiento, los cambios en el estilo de vida o cualquier otro tema que nos interese.

2. Comunicación efectiva durante la consulta

Una comunicación clara y efectiva con el médico de familia es fundamental para aprovechar al máximo la consulta. Algunas estrategias para mejorar la comunicación incluyen:

2.1. Ser honesto y directo

Es importante ser honesto y directo al describir nuestras preocupaciones y síntomas. No debemos minimizar ni exagerar nuestros síntomas, ya que esto puede dificultar el diagnóstico y tratamiento adecuados.

2.2. Escuchar activamente

Durante la consulta, es importante escuchar activamente al médico y prestar atención a sus explicaciones y recomendaciones. Si no entendemos algo, debemos pedir aclaraciones o ejemplos concretos.

2.3. Tomar notas

Tomar notas durante la consulta nos ayudará a recordar la información y las recomendaciones del médico. También podemos utilizar estas notas para investigar más sobre nuestra situación de salud y para hacer preguntas en futuras consultas.

2.4. No tener miedo de hacer preguntas

No debemos tener miedo de hacer preguntas al médico. Si no entendemos algo o tenemos dudas, es importante aclararlas durante la consulta. Además, hacer preguntas nos ayudará a tomar decisiones informadas sobre nuestro cuidado de salud.

3. Recursos y apoyo para el autocuidado y la promoción de la salud

Además de aprovechar al máximo la consulta con el médico de familia, es importante conocer y utilizar los recursos y apoyos disponibles para el autocuidado y la promoción de la salud. Algunos de estos recursos incluyen:

3.1. Información y educación en salud

Existen numerosos recursos en línea y en papel que ofrecen información y educación en salud. Estos recursos pueden ayudarnos a comprender mejor nuestra situación de salud, a tomar decisiones informadas y a adoptar cambios en el estilo de vida que promuevan nuestra salud y bienestar.

3.2. Grupos de apoyo y comunidades en línea

Los grupos de apoyo y las comunidades en línea pueden ser una fuente valiosa de información, apoyo emocional y consejos prácticos. Estos grupos pueden estar enfocados en condiciones de salud específicas, en etapas de la vida o en temas de salud en general.

3.3. Aplicaciones y tecnologías de salud

Las aplicaciones y tecnologías de salud pueden ser herramientas útiles para el autocuidado y la promoción de la salud. Estas herramientas pueden ayudarnos a monitorear y gestionar nuestra salud, a establecer y alcanzar objetivos de salud y a mantenernos motivados y comprometidos con nuestro bienestar.

3.4. Profesionales de la salud y servicios complementarios

Además del médico de familia, existen otros profesionales de la salud y servicios complementarios que pueden apoyarnos en nuestro autocuidado y promoción de la salud. Estos profesionales incluyen nutricionistas, fisioterapeutas, psicólogos, entre otros. Es importante consultar con nuestro médico de familia antes de buscar estos servicios para asegurarnos de que sean apropiados para nuestras necesidades.

Conclusión

Aprovechar al máximo la consulta con el médico de familia es fundamental para mejorar nuestra calidad de vida y promover nuestra salud y bienestar. Al prepararnos adecuadamente para la consulta, comunicarnos de manera efectiva durante la consulta y utilizar los recursos y apoyos disponibles para el autocuidado y la promoción de la salud, podemos tomar un rol activo y responsable en nuestro cuidado de salud.

Bibliografía

1. Bensing, J., & Verheul, W. (2010). The silent healer: The role of communication in placebo effects. Patient Education and Counseling, 80(3), 293-299.

2. Coulter, A., & Ellins, J. (2007). Effectiveness of strategies for informing, educating, and involving patients. BMJ, 335(7609), 24-27.

3. Hibbard, J. H., & Greene, J. (2013). What the evidence shows about patient activation: Better health outcomes and care experiences; fewer data on costs. Health Affairs, 32(2), 207-214.

4. Lorig, K. R., & Holman, H. R. (2003). Self-management education: History, definition, outcomes, and mechanisms. Annals of Behavioral Medicine, 26(1), 1-7.

5. Zolnierek, K. B., & Dimatteo, M. R. (2009). Physician communication and patient adherence to treatment: A meta-analysis. Medical Care, 47(8), 826-834.

Capítulo: Anexos del libro: Lista de recursos y enlaces de interés

Introducción

En este capítulo, se proporciona una lista de recursos y enlaces de interés que pueden ser útiles para los lectores que deseen obtener más información sobre temas médicos y de salud. Estos recursos incluyen sitios web de organizaciones médicas y de salud, bases de datos de investigación médica, recursos educativos y de apoyo para pacientes y sus familias, y fuentes de información sobre medicamentos y tratamientos. Al final del capítulo, se incluye una bibliografía de las fuentes consultadas para la elaboración de esta guía.

I. Organizaciones médicas y de salud

1. Organización Mundial de la Salud (OMS)
Sitio web: https://www.who.int/es
La OMS es la autoridad directiva y coordinadora en materia de salud dentro del sistema de las Naciones Unidas. Proporciona información actualizada sobre temas de salud, investigaciones y políticas de salud a nivel mundial.

2. Centros para el Control y la Prevención de Enfermedades (CDC)
Sitio web: https://www.cdc.gov/spanish/index.html
Los CDC son una agencia del Departamento de Salud y Servicios Humanos de los Estados Unidos que proporciona

información sobre enfermedades, condiciones de salud, prevención y promoción de la salud.

3. Ministerio de Sanidad, Consumo y Bienestar Social
Sitio web: https://www.mscbs.gob.es/
El Ministerio de Sanidad, Consumo y Bienestar Social es el organismo gubernamental responsable de la planificación y ejecución de las políticas de salud en España. Ofrece información sobre temas de salud, servicios sanitarios y legislación en materia de salud.

4. Federación Internacional de Médicos de Familia (WONCA)
Sitio web: https://www.globalfamilydoctor.com/
La WONCA es una organización que representa a los médicos de familia y a las organizaciones nacionales de médicos de familia de todo el mundo. Ofrece recursos e información sobre la práctica de la medicina de familia y la atención primaria de salud.

5. Sociedad Española de Medicina de Familia y Comunitaria (semFYC)
Sitio web: https://www.semfyc.es/
La semFYC es una organización profesional que representa a los médicos de familia en España. Ofrece recursos e información sobre la práctica de la medicina de familia y la atención primaria de salud en España.

II. Bases de datos de investigación médica

6. PubMed
Sitio web: https://pubmed.ncbi.nlm.nih.gov/
PubMed es una base de datos de la Biblioteca Nacional de Medicina de los Estados Unidos que contiene más de 30 millones de citas de literatura biomédica. Incluye enlaces a artículos de revistas médicas, libros y otros recursos relacionados con la investigación médica.

7. Cochrane Library
Sitio web: https://www.cochranelibrary.com/
La Cochrane Library es una colección de bases de datos
que contiene revisiones sistemáticas de alta calidad y otros
recursos relacionados con la investigación médica. Está
diseñada para ayudar a los profesionales de la salud a
tomar decisiones informadas sobre la atención médica.

8. Trip Database
Sitio web: https://www.tripdatabase.com/
Trip es una base de datos de investigación médica que
permite a los usuarios buscar rápidamente la mejor
evidencia disponible para responder preguntas clínicas.
Incluye enlaces a revisiones sistemáticas, guías de práctica
clínica, estudios primarios y otros recursos relacionados
con la investigación médica.

III. Recursos educativos y de apoyo para pacientes y sus
familias

9. MedlinePlus
Sitio web: https://medlineplus.gov/spanish/
MedlinePlus es un servicio de la Biblioteca Nacional de
Medicina de los Estados Unidos que proporciona
información de salud confiable y fácil de entender para
pacientes y sus familias. Incluye información sobre
enfermedades, condiciones de salud, medicamentos,
tratamientos y recursos de apoyo.

10. FamilyDoctor.org
Sitio web: https://es.familydoctor.org/
FamilyDoctor.org es un sitio web de la Academia
Estadounidense de Médicos de Familia que ofrece
información de salud y consejos de prevención para
pacientes y sus familias. Incluye artículos, videos y

herramientas interactivas sobre una amplia variedad de temas de salud.

11. Asociación Española de Pediatría (AEP)
Sitio web: https://www.aeped.es/
La AEP es una organización profesional que representa a los pediatras en España. Ofrece recursos e información sobre la salud infantil y la atención pediátrica para pacientes y sus familias.

12. Asociación Española Contra el Cáncer (AECC)
Sitio web: https://www.aecc.es/
La AECC es una organización sin ánimo de lucro que trabaja para mejorar la prevención, el diagnóstico y el tratamiento del cáncer en España. Ofrece información y recursos de apoyo para pacientes con cáncer y sus familias.

IV. Fuentes de información sobre medicamentos y tratamientos

13. Vademécum Internacional
Sitio web: https://www.vademecum.es/
Vademécum Internacional es una base de datos en línea que proporciona información sobre medicamentos y tratamientos disponibles en España y otros países. Incluye información sobre indicaciones, dosificación, interacciones y efectos secundarios de los medicamentos.

14. Agencia Española de Medicamentos y Productos Sanitarios (AEMPS)
Sitio web: https://www.aemps.gob.es/
La AEMPS es el organismo gubernamental responsable de garantizar la calidad, seguridad, eficacia y correcta información de los medicamentos y productos sanitarios en España. Ofrece información sobre medicamentos, tratamientos y regulaciones relacionadas con la salud.

Bibliografía

- Academia Estadounidense de Médicos de Familia. (s.f.). FamilyDoctor.org. Recuperado de https://es.familydoctor.org/
- Agencia Española de Medicamentos y Productos Sanitarios. (s.f.). AEMPS. Recuperado de https://www.aemps.gob.es/
- Asociación Española Contra el Cáncer. (s.f.). AECC. Recuperado de https://www.aecc.es/
- Asociación Española de Pediatría. (s.f.). AEP. Recuperado de https://www.aeped.es/
- Biblioteca Nacional de Medicina de los Estados Unidos. (s.f.). MedlinePlus. Recuperado de https://medlineplus.gov/spanish/
- Centros para el Control y la Prevención de Enfermedades. (s.f.). CDC. Recuperado de https://www.cdc.gov/spanish/index.html
- Cochrane Library. (s.f.). Cochrane Library. Recuperado de https://www.cochranelibrary.com/
- Federación Internacional de Médicos de Familia. (s.f.). WONCA. Recuperado de https://www.globalfamilydoctor.com/
- Ministerio de Sanidad, Consumo y Bienestar Social. (s.f.). MSCBS. Recuperado de https://www.mscbs.gob.es/
- Organización Mundial de la Salud. (s.f.). OMS. Recuperado de https://www.who.int/es
- PubMed. (s.f.). PubMed. Recuperado de https://pubmed.ncbi.nlm.nih.gov/
- Sociedad Española de Medicina de Familia y Comunitaria. (s.f.). semFYC. Recuperado de https://www.semfyc.es/
- Trip Database. (s.f.). Trip Database. Recuperado de https://www.tripdatabase.com/
- Vademécum Internacional. (s.f.). Vademécum Internacional. Recuperado de https://www.vademecum.es/

www.ingramcontent.com/pod-product-compliance
Lightning Source LLC
Chambersburg PA
CBHW072138290526
45794CB00004B/1358